Isaac Leib

Wohlerfahrner Pferde-Arzt

Verone

Isaac Leib

Wohlerfahrner Pferde-Arzt

1st Edition | ISBN: 978-9-92500-080-7

Place of Publication: Nikosia, Cyprus

Erscheinungsjahr: 2016

TP Verone Publishing House Ltd.

Nachdruck des Originals von 1842.

Isaac Leib

Wohlerfahrner Pferde-Arzt

Verone

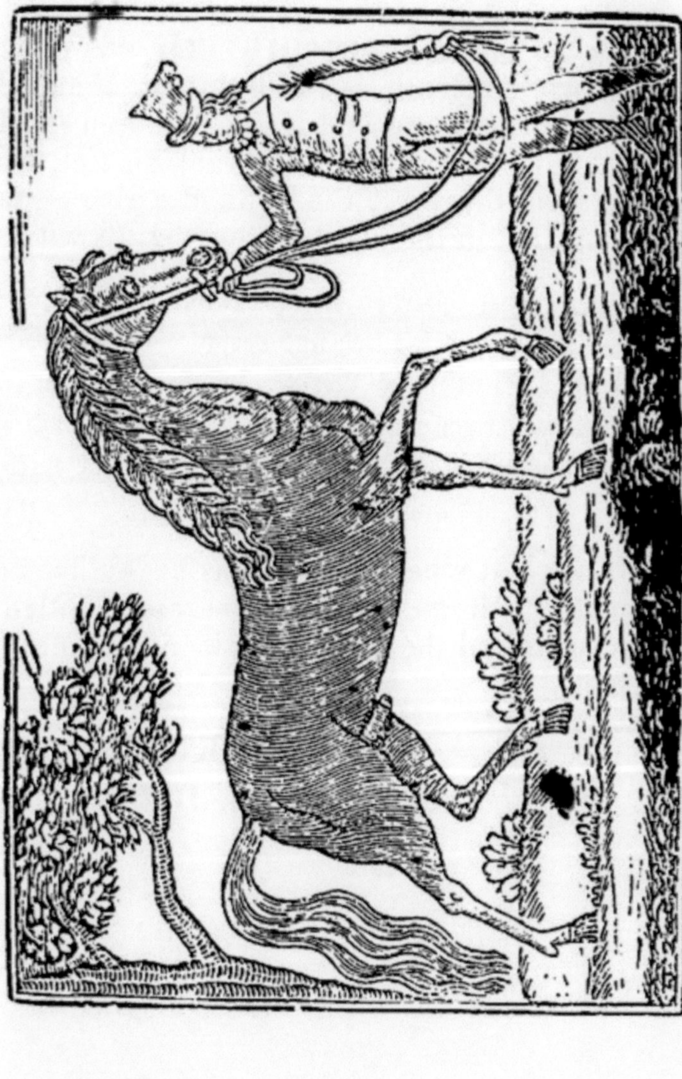

Vorbericht.

Nach vielfachem Ansuchen, sowohl von nahe-, als auch entfernt, und in anderen Staaten wohnenden Bekannten hat sich der Unterzeichnete endlich bewegen laßen, dieses gegenwärtige Roßarzeney-Buch herauszugeben, in welchem alle Kuren so genau als möglich beschrieben und angegeben sind, die er während einer fünf und zwanzigjährigen Ausübung der Roß-Arzeneykunst sehr nützlich und zweckdienlich befunden hat. Zwar geschieht dieses nicht aus der Ursache daß man glaube es herrsche Mangel an Arzeney-Büchern; sondern hauptsächlich aus der Ursache, weil er während dem obenerwähnten langen Zeitraum die Gunst des Publikums in einem sehr großen Maaße genoßen hat. (wofür er auch veranlaßt fühlt, seinen herzlichen Dank abzustatten,) insonderheit, aber, weil es ihm wegen seinem vorgerückten Alter zu beschwerlich ist, seinen frühern Berufs-Geschäften fernerhin nachzukommen.—Somit übergiebt er dieses Werkchen mit fester Ueberzeugung, daß, wenn seine Vorschriften genau befolgt werden, Jederman sein krankes Pferd selbst kuriren kann.

Isaac Leib, Pferde-Arzt.

Manheim Taunschip, Lancaster Caunty, Penns.
den 1sten Merz, 1842.

*

Wohlerfahrner Pferde-Arzt.

Register des ersten Theils.

Register des zweyten Theils.

Kapitel. Seiten.

Dritter und Letzter Theil.

Wohlerfahrner Pferde-Arzt.

Erster Theil.

Das 1. Kapitel.

Von der Hirnwuth der Pferde.

Von der Hirnwuth der Pferde giebt es zwey Arten: Die erste Art ist diese, die Pferde toben sehr, wenn die Krankheit an sie kommt, springen heftig an den Trog und das Reff.—Die zweyte Art ist jene, die Pferde laufen hin und her, hängen den Kopf unter sich, und die Augen sind ihnen aufgelaufen. Der Ursprung beyder Arten liegt im Gehirn. Die Kur für die zwey Krankheitsarten ist: Erstens, man nehme ein Eisen, mache es glühend heiß, und halte es auf den Schopf bis auf den Knochen einmal, so wie auf beyden Seiten der Schläfe ebenfalls einmal, so daß es ein Merk oder Zeichen macht so groß als ein Fünfpensstück; das heißt, man dupft, welches ihnen die Hitze aus dem Kopfe nimmt.—Zweytens, man nehme Baumöhl und Eßig, von jedem gleichviel, mische beydes gehörig zusammen, und schmiere damit den obern Theil des Kopfes warm ein.—Drittens, Steche dem Pferd den Gaumen, aber nicht über der dritten Rippe, denn sonst wird es nicht mehr aufhören zu bluten; schlage ihm die beyden Sporadern auf, welche beyderseits an der Sattelgurte liegen, und gebe ihm eine Larirung, welche in der Folge beschrieben werden soll.

Die Milzkrankheit, welche eine andere Krankheit der Pferde ist, und der Ersten ziemlich ähnlich ist; unterscheidet sich aber dadurch, daß die Pferde bey der Milzkrankheit nicht toben; sie sind dumm im Kopf, kommen von Sinnen; zwischen der Haut und dem Fleisch ist die Milz mit weißem Schleim verstopft.—Kur: Nehme drey Tschill Baumöhl, Lorbeeren, rohen Alaum, Salpeter, von jedem einen Löffel voll, koche alles eine kurze Zeit zusammen, und schütte diese Abkochung dem Pferde lauwarm auf einmal ein. Ist es eine trächtige Mähre, so laße die Lorbeeren hinweg, und nehme an deren Platz einen Löffel voll Schwefelblust, mache folgende Laxirkugeln, nemlich: Nehme Aloe 7½ Unzen, Venedische Seife eine und eine halbe Unzen, Süßfenchel zwey Drachmen, und ein wenig Teufelsdreck; mische alles in einem Mörser, mit Latwerge vermischt, gut unter einander, und mache daraus sechs Kugeln, stecke dem Pferde eine Kugel in das Maul, und die andern hebe auf. Diese Laxirung ist diejenige welche im ersten Kapitel bemerkt wurde.

Das 2. Kapitel.

Von dem Schwindel, oder Mord genannt.

Der Schwindel ist eine gefährliche Krankheit, und so er oft zurück kommt, gemeiniglich der Vorbote der hinfallenden Sucht, so wie auch des Schlagflußes. Der Schwindel hat seinen Ursprung im Kopf, kommt vom stinkenden Dunst im Stall, so wie auch vom Ueberreiten oder vom Stillestehen; ferner, wo man viel füttert, und dies nicht gut verdauet wird. Die Zeichen dieser Krankheit sind, wenn man auf solchen kranken Pferden gegen die Sonne reitet oder sie dagegen führet, so gehen sie hinter sich und taumeln herum, und manche fallen auch hin. Die Kur dieser Krankheit ist wie folget: Gebe ihm ein Pfund Englisches Salz, aufgelößt in heißem Waßer, und schütte es dem Pferde dann lauwarm oder kalt ein; den andern Tag nehme Zwiebelsaamen und Aloe von jedem zwey Loth, Pfeffer vier Loth, Honigwaßer ein halbes Peint, mische alles unter einander und schütte es dem Pferd auf einmal ein, nachdem steche ihm den dritten Staffel und laße es wohl bluten.

Von der Hinfallenden Sucht.

Diese Krankheit ist ein Krampf im Gehirn, u. s. w., welcher zuweilen im Körper herumwandernd ist, zuweilen wieder nicht, auch ist er nicht stetswährend, sondern entstehet nur zu gewißen Zeiten. Tritt der Anfall ein, so wird das Pferd darnieder geworfen, so daß es, so lang dieser Zustand währt, ganz sinnenlos da liegt. Es giebt drey Arten von dieser Krampfkrankheit: Die erste hat ihren Ursprung in dem Gehirn: Die zweyte kommt aus dem Magen; und die dritte ist von allen Gliedern her. Die Ursachen, wodurch eine solche Krankheit oft entstehet, als durch tyrannische Reiter, denn anstatt daß diese sollten z. B. Morgens frühe um vier Uhr, in der Kühle anfangen das Pferd zu reiten oder sonst zu gebrauchen, so fangen manche um acht oder neun Uhr an die Pferde zu gebrauchen, oder um zwey Uhr des Nachmittags zu endigen in der großen Sonnenhitze. Solchen Kerls sollte man alle Morgen den Morgenseegen mit einem Hagdornen Pusch geben, damit sie würden früher aufstehen, und nicht ihrem Herrn die Pferde muthwilligerweise zu Schanden reiten, denn dadurch schlägt den Pferden die Hitze in den Kopf, daß der Tollkoller entsteht, oder auch die fallende Sucht; denn junge Pferde unter fünf Jahren, werden zuweilen so schnell ergriffen, daß sie plötzlich tödtlich hinfallen, manchmal aber auch alte Pferde, daß sie so plötzlich hinfallen, daß ihnen das Gehirn so sehr erschüttert wird, daß sie plötzlich beym Niederfallen todt sind. Die Behandlung dieser Krankheit ist folgende: Für das Allererste muß man trachten dem Pferde durch ein Pfund englisches Salz den Leib offen zu halten, u. geschwind den dritten Staffel stechen, so wie auch die Ader unter der Zunge öffnen, und das Blut in den Hals laufen laßen; hernach gieb dem Pferd folgenden Einguß: Nehme Angelica Wurzel, Betonienblätter, von jedem vier Loth, Eisenkraut vier Hände voll, Fenchelsaamen drey Loth, Senesblätter eine Handvoll, Laven=

der, Salbey, von jedem zwey Händevoll; dies alles wird unter einander vermischt, und mit sechs Quart Wasser gekocht, bis ein Drittel oder zwey Quart eingekocht sind, alsdann theile diese Abkochung in vier Theile, und gieße dem Pferd alle Tage einen Theil lauwarm ein, und gebe zuweilen einen Löffel voll Salpeter ein; auch mache ihm noch folgendes Pulver zurecht: Nehme wilden Baldrian, Angelica, Betonien, Eisenkraut, von jedem zwey Händevoll, Eichenmispel sechs Loth, Johanneskraut und Blumen eine Handvoll, Salbey, abermals eine Handvoll, Sennesblätter zwey Händevoll. Dieses wird zerstoßen, zu Pulver gemacht, und davon gieb ihm den Abend vor Neulicht drey Loth, den Abend am Neulicht drey Loth, und den Abend nach dem Neulicht drey Loth zu freßen.

Das 3. Kapitel.

Von den Kopfschmerzen der Pferde.

Von den Kopfschmerzen welche sich in den Hirnhäuten befinden, giebt es zwey Arten oder Abtheilungen, wie im ersten Kapitel bemerkt wurde. Erstere währt nicht lange, die zweyte ist nur auf einer Seite des Kopfes, entweder auf der linken oder rechten Seite. Wir wollen sie alle unter dem Namen des Kopfschmerzes bemerken. Die Kennzeichen dieser Krankheit sind: 1. Welke Ohren, welche das Pferd läßt herabhängen; 2. Schwellen ihm die Augen an, wobey das Pferd schlecht siehet, und meistens hält es die Augenlieder zu; 3. Läuft ihm dünner Schaum, Geifer und Unflath aus dem Maul; bisweilen ist das Maul und der Kopf heiß und trocken anzufühlen, auch ist es nicht ganz bey Sinnen. Die Ursachen dieser Krankheit entstehen gemeinerhand aus der Galle, oder im Sommer durch zu arg verhitzen, oder im Winter wann das Roß zu heiß geritten oder gefahren wurde. Kur dieser Krankheit: Vor allen Dingen soll man den Leib offen halten, und die Schlafadern an den Schläfen öffnen, jedoch nicht zu viel Blut herauslassen; alsdann nehme Hanfwerrig, etwas Eßig und Baumöhl, von beyden gleichviel, und laße es in einem Topf auf gelindem Feuer gehörig warm werden, und schlage es auch warm um den Kopf. Ein Anders, nehme die Brühe worinnen Schnittlauch gesotten ward, eine Maß, Baumöhl ein halbes Peint, und laße es einmal aufsieden, alsdann gieße es dem Roß auf einmal ein; hernach reite daßelbe gemächlich umher, und kühle es in kaltem Waßer etwas ab. Zuweilen hat auch das Weiße in den Augen ein schmutziges Ansehen dabey, wogegen man süßen Fenchelsaft nimmt und damit dieses Uebel bestreicht, wo ihm alsdann wieder geholfen ist.

Das 4. Kapitel.

Von dem Schlag, oder Tropf genannt.

Der Schlag ist mit der hinfallenden Sucht verwandt, und besteht in einer schnellen Entziehung sowohl der Sinne als auch der Bewegung. Jedoch behalten sie ihre Sinne und Verstand auch zuweilen, wenn sie nicht plötzlich todt niederfallen, was dadurch zuweilen entstehet, wenn Verhitzung und Erkältung zusammen einwirken, und somit dem Pferde den Garaus machen, und schwitzet daß der Schaum auf ihm stehet, selbst bey großer Kälte. Manche bleiben liegen und Manche stehen wieder auf. Geneset ein solches Roß wieder, so bleibt es in der Regel jedoch unbrauchbar und lahm. Ich will zwar in der Kürze eine Kur dafür anrathen, jedoch ist es nicht nothwendig viel Papier darüber zu verderben. Die Kur dieser Krankheit ist: Man giebt dem Roß einige Dupfe mit einem heiß=glühenden Eisen, neml. den ersten Dupf auf das Genicke, den zweyten auf den Schopf, und den dritten auf den Schwanz; alsdann wird Knoblauch in süßer Milch gekocht, und lauwarm eingeschüttet; alsdann nehme eine halbe Unze rothen Präcipitat, vermische ihn mit Butter und mache eine Kugel daraus, und stecke sie dem Roß in das Maul, sey aber behutsam daß ihm davon nichts in die Luftröhre kommt.

Das 5. Kapitel.

Von der Schlafsucht.

Die Schlafsucht ist nicht allein eine heftige, sondern auch eine tödtliche Krankheit, wenn man derselben nicht bey Zeiten zuvor kommt. Diese Krankheit entsteht von Erkältung u. s. w. welche sich in das Gehirn setzt; ist die Feuchtigkeit ohne Schärfe darinnen, so verursacht sie nur Beschwerde, tiefer Schlaf und ist ohne Fieber; ist aber Schärfe im Gehirn, so bildet sich ein scharfer, beißender Ausfluß, auch stellet sich dabey ein Fieber ein, welches aber nicht austoben kann, sondern ebenfalls Schläfrigkeit dadurch entsteht. Die Schlafsucht welche im Bauch ihren Ursprung hat, kommt von den gasartigen Dünsten her, die von da aus in das Gehirn steigen; jedoch ist diese nicht so gefährlich, als wie diejenige Schlafsucht welche auf eine hitzige Krankheit folgt; auch entstehet die Schlafsucht durch große Kälte, unmäßige Schläge auf den Kopf, oder auch wenn die Pferde zu lange im Mondschein stehen; das Pferd fällt nieder, begehrt weder Futter noch Trank, sondern schläft ohne Unterlaß, und wenn man es auch mit Schlägen aufbringt, so schläft es doch wieder ein, fällt hin und springet dann wieder auf, und schüttelt sich zuletzt, als wenn nichts gewesen wäre. Kur dieser Krankheit: Vor allen Dingen soll man den Leib durch eine Larirung offen halten; daher stecke ihm eine Larirkugel in das Maul, (wie schon im ersten und zweiten Kapitel beschrieben wurde,) alsdann laße ihm die Halsader und die Sporadern, (welche inwendig an den Schenkeln liegen öffnen,) und steche ihm den Gaumen; doch muß man nicht alles auf einmal thun; schmiere auch dem Roß den Kopf mit recht warmem Baumöhl, und bedecke ihn mit einem Tuche. Koche Hühnerdarm und halte ihm diese Abkochung unter die Nase weil sie noch warm ist, damit der Kopf recht schwitze; dann nehme getödtetes Quecksilber, und mische es unter dürren Schnupftoback, thue etwas davon in ein Rohr, und blase ihm zuweilen davon in die Nase. Ferner, nehme Sassafrasrinden von der Wurzel geschälet, und Lorbeerenholz, koche dies in Waßer, und gieße ihm zeitweise ein Peint davon ein, denn sonst bleibt es endlich gänzlich liegen, und läuft ihm sodann sonst Blut und Materie aus der Nase, wodurch es endlich zu Grunde gehen müßte.

Das 6. Kapitel.

Von dem Krampf.

Der Krampf von welchem in diesem Kapitel abgehandelt werden soll, ist nicht der Gemeine welcher dem Roß in das eine oder andere Bein zuweilen kommt, sondern es ist derjenige Krampf wovon der Eine die Nerven zurück, der Andere die Nerven vorwärts ziehet, und der Dritte und letzte weder den Körper hier- noch dahin ziehet, sondern den Hals mit sammt dem Körper oder Leib stark und unbeweglich hält, (allgem. Starrkrampf,) so daß das Pferd durchaus sich weder hierhin noch dahin biegen kann, sondern sich gänzlich steif halten muß, wobey auch zugleich das Gehirn und die Spannadernmäuse sehr angegriffen werden. Diese Krampfkrankheit ist eine von den tödtlich-gefährlichsten Krankheiten. Zuerst entsteht gewöhnlich das, was man die große Ausleerung heißt, denn das Roß mistet so viel auf einmal, als ein anderes Roß auf dreymal misten würde, und endlich bricht der Krampf aus. Die Ursachen dieser Krankheit sind: wenn ein Pferd zu hart gearbeitet hat, und in der Sonnenhitze gestanden, auch durch zu langes-fasten, wenn man ein Roß zu hitzig reitet und schnell kalt werden läßet, oder wenn es verwundet ward, und nicht recht geheilt wurde. Die Kennzeichen sind mancherley: 1. Es wird bey dem einen Roß der Hals so fest ein- und zusammen gezogen daß es sich durchaus nicht biegen kann; bey einem andern werden die Weichen fest ein- und zusammen gezogen, oder der Hals und die Weichen werden zugleich fest zusammen gezogen. Kur: Gebe dem Roß zuweilen eine Larirkugel ein, und mache eine Salbe oder Schmier von Tarr, Rassem, (oder Kolophonium,) harte Seife, Fischöhl, von jeder der drey ersten Sorten gleich viel, Fischöhl etwas mehr, thue alles zusammen in ein Geschirr, und laße diese Maße über dem Feuer zergehen, und schmiere davon warm vorn den Kopf, beräuchere ihm denselben auch recht gut, steche ihm den Gaumen, wenn derselbe vorne ist; ist er aber am Hintertheil, so muß man die Sporadern an den hintern Schenkel aufhauen. 2. Die andere Art des Krampfes ist derselbe, welcher das Roß weder rück- noch vorwärts ziehet, sondern wo das Roß gezwungen ist den Halsrücken steif und strack zu halten, die Weichen sind gegen die Nieren zu, schmal, enge und eingezogen, der Schwanz ist steif und in die Höhe gezogen, und daher unvermögend ihn zu biegen und ganz kraftlos; zuletzt ist das Roß an den Maullefzen und überall gebunden und gefangen, welches man das Sperrmaul oder die Lockjaws, nennt. Kur: Ein Vorbote dieses Krampfes ist, daß ein Roß mit den Zähnen knirrscht, und ist dieses der Fall, dann nähe einen Lappen zusammen, thue Knoblauch, Langenpfeffer und Teufelsdreck hinein, und binde es dem Pferd an das Gebiß. Ferner, wenn das Roß gefreßen hat, so thue ihm den Zaum wieder an. Wenn solche Pferde umfallen, so stehen sie nicht von selbst wieder auf, sondern sitzen auf dem Hintern wie ein Hund. Sollte aber das Sperrmaul schon gekommen seyn, so koche ein Pflaster von Tarr, Naßem, fein verklopftem Knoblauch, geriebenem Märrettig und etwas spanischen Mücken; thue dies alles in einen Hafen und koche die Maße zu einem Pflaster, und dann lege es dem Roß auf die Kinnbacken, und über das Kreuz, mache Hanfwerrig fein, und lege es oben auf das Pflaster, stecke ihm die Larirkugel ins Maul; dies wird alle zwey Tage wiederholt, und klystire es jeden Morgen mit warmem Baumöhl. Auch sind zuweilen in dieser Krankheit Käferwürmer in dem Magen vorhanden, und kommt man nicht zu Hülfe, so packen sie den Magen an, und es ist um das Roß geschehen. Halte dir im Hause Krähen Augen, mache zwey Rädchen fein, und will es nicht mehr freßen, so koche sie in einem halben Peint Molaßes, und mit eben so viel Baumöhl, alsdann gieb es dem Roß auf einmal ein, so ist ihm wieder geholfen.

Das 7. Kapitel.

Von dem Feifel.

Dieses ist eine geschwinde und sehr gefährliche Kranheit, kommt bisweilen mit der Darmgicht, zuweilen ohne dieselbe vor, und wenn gegen diese Krankheit innerhalb zwölf Stunden nicht Rath geschafft wird, so ist sie entweder tödtlich oder doch sehr schwer zu kuriren. Die Zeichen dieser Krankheit sind folgende: Das Roß fällt ganz matt und kraftlos dahin, legt den Kopf auf die Erde, streckt alle Viere von sich, stehet wieder auf und alsdann legt es sich wieder nieder und blä= het sich als wenn es die Würmer beunruhigten, oder sonst Grimmen im Leibe hätte; die Ohren und das Geschröt sind ihm kalt und hängen ihm schlaff herunter; bisweilen ist ihm auch die Zunge dürr und trocken, auch triefen ihm die Au= gen, und kann ebenfalls auch nicht freßen. Die Ursachen sind: Wann der Magenmund verletzt ist, und das Pferd wird dabey erhitzt oder erkältet, Freßen von Kleyenfutter, oder sauft eiskaltes Waßer und dergleichen. Dieser Krankheit so wie man sie wahrnimmt, soll man so geschwind als mög= lich abhelfen, denn je eher es geschieht desto beßer ist es. Kur: Man nehme ein Lümpchen und thue Teufelsdreck, Knoblauch und Langenpfeffer in daßelbe und binde es dem Pferd an das Gebiß, öffne ihm die beyden Ohrenadern mit einem Laß=Eisen, steche ihm den dritten Staffel und laße es wohl bluten; nachher reibe ihm Salz an diesen Plätzen ein, und gebe ihm ein Klystier aus warmem Baumöhl so bald als möglich; nehme ein halbes Peint Branntewein, thue ein wenig gestoßenen Saffran und einen Löffelvoll gemahlnen Pfeffer hinein, u. gieße es demselben auf einmal ein; alsdann nehme Gundelreben mit Salz bestreut und stecke es in beyde Nasenlöcher, so wird ihm wieder geholfen seyn. Damit der Feifel dem Pferd nicht aufstoße, giebt man ihm des Jahres etlichemal gestoßenen Schwefel entweder in Waßer oder in seinem Futter.

Das 8. Kapitel.

Von den Augen.

Die Augen, welche das Licht eines jeden lebenden Wesens sind, bestehen aus rund gestalteten Körpern, von dreyerley Feuchtigkeiten, und sieben Häuten, und sind daher auch ih= ren gewissen Krankheiten unterworfen, welche wie nun folgt, abgehandelt werden sollen. Das Augenweh fängt an mit entzündlicher Röthe, ein beißender Zähren- oder Thränen-ausfluß, welcher in großer Menge abgesondert wird, rc. und die Augen und Augenlieder wund macht; dabey hängen sie den Kopf herunter, als wenn sie schlafen wollten. Die äusserlichen Ursachen sind: Schlagen, Fallen, Stechen, Stoßen auf oder in die Augen, Rauch, Staub, große Hitze, scharfe kalte Winde, u. s. w. Die innerlichen Ursachen sind: Flüssige, feuchte Ueberladung mit Geblüt, gallichte Schärfe des Geblüts, rc. Ist diese schmerzhafte Krankheit in einem Auge, so wird auch gerne das andere Auge davon ergriffen, und endlich entstehen Flecken oder gar Blindheit, Staarfelle oder Staar, rc. Kur: Vor allen Dingen muß man den Leib offen halten, und dazu nehme man Leinöhl ein halbes Pfund, Honig vier Loth, etwas Salz und Flußwasser, laße alles in einem Geschirr etwas aufkochen, alsdann klystiere das Roß damit lauwarm; gieb etliche Tage nichts anders zu fressen als Weitzenkleyen-Futter; Fenegrecum und Honig mit einander vermischt, schütte ihm ein; nehme auch drey Tschill Baumöhl, einen Löffel voll zerstoßene Lorbeeren, ebenfalls so viel Salpeter und Alaun fein gemacht, koche dieses alles zusammen in einem Geschirr, und schütte es dem Roß lauwarm ein. Zum Zertheilen in den Augen nehme man Honig, Baumöhl und Fenchelsaft, von jedem ein Loth, mische es untereinander, und streiche damit die Augen; doch Anfangs wiederhole es nicht zu oft. Ein Anderes: Nehme die Galle von einem Huhn, (oder Hinkel, oder auch einem Hahn,) und tröpfle dem Pferd zweymal des Tages etwas davon in die Augen: Oder nehme auch Tarr, Rassem, geriebenen Märrettig, und zerstoßenen oder zerhackten Knoblauch; koche dies alles zusammen in einem Geschirr zu einem zähen Pflaster; ist es zu dünn, so nehme man mehr Rassem, ist es zu dick so nehme mehr Tarr, und koche es so lange bis es sich von selbst festsetzt, hernach schmiere es dem Roß an die beyden Schläfe und auf die Brust, alsdann zerschneide Hanfwerrig recht fein, und lege es auf das Pflaster; und in etlichen Tagen wiederhole es. Ferner kann man auch ein Wenig Alaun nehmen, welchen man mit dem Weißen von zwey Eyern zusammen mischt, und davon mit einer Feder zuweilen die Augen bestreicht.

Von dem Staarfell oder Staar, 2c., giebt es dreyerley Arten, nemlich, der Weiße, Graue und Schwarze, wovon besonders der Letztere sehr schwer zu kuriren ist. Der Staar entsteht entweder von einer dicken und zähen, kalten Feuchtigkeit, welche von dem Gehirn durch die Gesichts-Nerven zu den Augen herab geleitet wird, oder das Pferd fällt auf die Augen, oder wird darauf geschlagen, wodurch zuweilen der Augenapfel oder seine Häute verletzt werden. Ist der Staar noch neu, und nicht in den Augen zusammen geronnen, wobey er im Anfang auch nicht viel wäßert, sondern nur eine Trübheit sich zeiget, so ist gute Hoffnung vorhanden. Kur für den Staar, so wie auch die Flecken zu vertreiben: Nehme die Wurzel von Pfaffenröhrlein, oder Habichtskraut, um Bartholomäus gegraben, wenn die Sonne noch in der Jungfrau ist, hänge solche an den Schopf, so vertreibet es diese Uebel. (Dies Kraut ist der bittere Salad.) Oder nehme eine Kröte, stecke sie an einen Bratspieß und drehe sie über dem Feuer einigemal herum, bis dieselbe trocken ist, nachher röste sie in einem neuen glasurten Hafen bis sie zu Pulver zerrieben werden kann, und thue dem Roß zuweilen etwas davon in die Augen. Mit diesem Mittel fahre fort, und wenn es auch ein halbes Jahr währen sollte, so nimmt es doch dieses Uebel hinweg. Ferner, kann man auch die schon beschriebene Galle zum Einstreichen in die Augen gebrauchen.

Das 9. Kapitel.

Von dem Nagel der Augen.

Der Nagel, (oder Huck genannt,) kommt auf zweyerler Arten vor: In der ersten Art wird das Roß steif, hält den Kopf und den Schwanz hoch, die Augen sind ihm geschwollen und roth; das Roß wird steif im Rücken und in den Beinen, und steht still, zuletzt bekommt es das Sperrmaul und fällt um, und kann nicht wieder aufstehen. In den vordern Augenecken sieht derselbe aus als wie ein dünner Federkiehl, und über die Augen ist eine Haut aufwärts und unterwärts ausgebreitet, welche angewachsen ist. Die Kur der ersten Art ist also: Brämse das Pferd, nehme eine große Nadel worinnen ein Faden ist, ziehe das Fell mit den Fingern hervor, alsdann steche mit der Nadel durch das Fell, u. ziehe es mit dem Faden an, und alsdann nehme ein scharfes Meßerchen, löse die Haut oben und unten damit hinweg, und ziehe alles in's Ecke, den Kiehl mitsammt der Haut, und streue feingemachtes Salz darein, alsdann nehme das Weiße von zwey Eyern, Alaun so viel als auf einem Fünfpensstück liegen bleibt, fein gemacht und zusammen gemischt, und damit bestreiche die Augen etlichemal des Tages; steche ihm den dritten Staffel, laße ihm zur Ader und gieb ihm ein Pfund englisches Salz in heißem Waßer aufgelößt, lauwarm oder kalt ein. In der zweyten Art ist ebenfalls eine Haut, welche aber aufwärts über das Auge angewachsen ist, wodurch das Pferd leicht blind wird. Kur: Nehme die angewachsene Haut mit den Fingern, ziehe sie herunter, aber ziehe nicht zu hart an, denn sonst entsteht leicht ein Flättauge, steche gleichfalls mit einer eingefädelten Nadel durch die Haut, und ziehe sie dann mit dem Faden gelinde herunter, und schneide sie entweder mit einer Scheere oder einem Meßerchen hinweg, und streue alsdann feingemachtes Salz darein, gebe ihm das Laxirsalz ein, und mit der oben beschriebenen Salbe von zwey Eyern und Alaun, bestreiche ihm die Augen etlichemal des Tages. Aber das Uebrige bey der ersten Art beschrieben, laße hinweg.

Das 10, Kapitel.

Von dem hitzigen Augentriefen.

Diese Krankheit ist entweder ein Fluß vom Kopf, der von Hitze oder Kälte, oder von Schlagen oder Stoßen auf oder in die Augen entsteht. Die Kennzeichen davon sind: 1. rothe hitzige Augen. 2. aufgelaufene Blutadern. 3. Wäßern der Augen. 4. Sind auch zuweilen Blattern in denselben. Kur: Laße dem Pferd eine zeitlang monatlich die Sporadern schlagen; nehme etwas Sennesblätter, koche sie in Waßer und schütte demselben vier Tage nacheinander ein

Peint ein; nehme Rosenwaßer vier Loth, zerstoßenen Alaun ein Loth, schlage es wohl zu einem Schaum durcheinander, und lege es dem Pferd über die Augen. Endlich kann man auch das im 9ten Kapitel beschriebene Krötenpulver dabey anwenden.

Das 11. Kapitel.

Von den Ohrenkrankheiten, und zwar erstlich von der Taubheit.

Die Pferde haben auch ihre Krankheiten an dem Gehör, gleichwie die Menschen. Die Taubheit entsteht theils von einer kalten, zähen Feuchtigkeit, die vom Gehirn kommt, wodurch der Ausgang oder hohle inwendige Theil des Ohrs, oder Theils durch äußerliche Ursachen, welche in das Gehör kommen, verstopft wird. Diejenigen Pferde aber, welche einen Fehler im Gehör haben, hören zuweilen solche Dinge, welche andere Pferde, die um sie sind, nicht hören, spitzen die Ohren und sehen bald über sich, bald vor sich hin, und geben dadurch zu verstehen, daß sie auf das, was sie nicht hören, fleißig Achtung geben. Dieses ist auch eine Ursache, daß sie scheu werden, mitten in ihrem Gang stehen bleiben, und auf keinerley Art fort wollen, oder auch wieder zurück oder auf die Seite springen, als wäre etwas zugegen, wofür sie sich zu fürchten hätten; sind verstarrt, voller Schrecken und Furcht, schnaufen heftig als wenn sie etwas erschreckliches hörten. Ein solches Roß muß man an einen mittelmäßig warmen Ort stellen, und ihm gebrochenes Futter geben, nemlich, Kleien, Gerste, und geschnittenes Stroh zusammen gemischt, und es etliche Morgen nacheinander damit gefüttert, ehe man zur völligen Kur schreitet. Kur: Nehme zerlaßenen Speck ein Pfund, Baumöhl ein halbes Pfund, mache dieses laulicht warm, und schütte ihm solches auf einmal ein; hernach tröpfle ihm Baumöhl, Loröhl, und Spicköhl ein wenig miteinander vermischt, in die Ohren, von sechs bis acht Tropfen auf einmal; oder befeuchte Baumwolle damit, mache Zäpfchen, und stecke sie ihm in die Ohren. Und wenn man solches des Morgens gethan hat, so sollte man ihm des Mittags die Ohren auf folgende Art reinigen: Man nehme ein dünnes Hölzchen, umwinde es mit Baumwolle, befeuchte solches mit Honigwaßer, und wische ihm damit die Ohren aus. Nachher schütte ihm zuweilen ein wenig Baumöhl in die Ohren.

Das 12. Kapitel.

Von dem Ohrenschmerz, welcher von einem Geschwür u. s. w. herrühret.

Diesen Schmerz bekommen die Pferde entweder von den hitzigen Dünsten des Gehirns, oder von Schlagen, Fallen und Stoßen an oder in die Ohren, so wie auch von spitzigen Dingen welche ihnen hinein kommen, rc.; woraus sowohl innerliche als auch äußerliche Geschwüre entstehen können. Die Kennzeichen sind: 1. hängt ein solches Pferd den Kopf auf die Erde, und läßt das schmerzhafte Ohr herunter hängen, oder biegt es gegen den Rücken zu, je nachdem der Schmerz am Ohr seinen Sitz hat. 2. Während dem Stehen kratzet es zuweilen mit den Füßen, auch ist ihm das Ohr geschwollen und heiß anzufühlen. 3. Läuft ihm auch bisweilen Feuchtigkeit und Unrath aus dem Ohr, welche von einer hitzigen Materie entstehen; auch wird es, wenn man an die krankhafte Ohrwurzel fühlet ganz hitzig, der Kopf wird schwer, so daß es denselben hängen läßt, das Ohr ist feucht und voller Unrath; und wenn dieses auf ein offenes Geschwür erfolgt, so giebt das Pferd einen übeln Geruch oder Gestank von sich. Kur: Man öffne ihm eine Ader auf dem Kopfe, gebe ihm ein Klystier aus zwey Eyerdottern, einem Viertel Pfund Baumöhl, und ein Loth Salz bestehend, mische alles durcheinander, und wende es warm als Klystier an. Ist das Ohr geschwollen, oder sind Geschwüre sowohl innerlich als äußerlich vorhanden, so muß man zertheilende Sachen anwenden, nemlich: Man nehme sodann gestoßenen Leinsaamen sechs Loth, und Fenegrezium vier Loth, und hernach vermische dies mit zerlaßenem Schweineschmalz, und lege es auf die Geschwulst; wodurch dieselbe entweder bald zertheilet oder zeitig gemacht wird. Man kann auch den Saft von Teschelkraut warm in die Ohren tröpfeln. Oder auch endlich nehme man Quittenschleim, Leinsaamen, Fenegrezium von jedem zwey Loth, zerstoße sie, menge alles unter einander, und vermische es nachher gehörig mit Hühnerfett, und schlage solches inwendig und auswendig über das Ohr; und wenn die Geschwulst zeitig ist und nicht aufgehen will, so öffne sie alsdann mit einem Meßerchen.

Das 13. Kapitel.

Von den Nasen Geschwüren.

Die Kopfausflüße sind Feuchtigkeiten welche im Gehirn entstehen. Ist nun der Kopf zu sehr damit angefüllt, so fließen sie aus demselben herab und erzeugen mancherley gefährliche Krankheiten, nemlich: Ohren=, Augen=, Maul=, Zungen=, Zähne= und Nasenkrankheiten, wenn sie sich in die Nasenlöcher 2c. ergießen, und erregen alsdann Nasengeschwüre, 2c. Von diesem letzterwähnten Uebel soll nun in diesem Kapitel besonders gehandelt werden. Dieses Nasen Geschwür oder auch Rotz genannt, erscheint zuerst als helles Tröpfeln aus der Nase, und hernach kommt es als Rotz, welcher mehr oder weniger einen übeln Geruch von sich giebt; und sehr scharf ist. Diese scharfen Feuchtigkeiten müßen nun aus dem Kopfe und der Nase vertrieben werden durch Purgiermittel; den Kopf muß man stärken, damit nicht wieder Unrath darinnen gebildet, und zur Nase herabfließen könne. Zu dieser Kur können ebenfalls diejenigen Mittel angewendet werden, welche im Kapitel von dem Kopfweh und den Flüßen angegeben wurden, so wie auch die Aderläße. Ueberdies muß man den schadhaften Ort zuweilen mit Eßig und Honig vermischt, wohl bähen und waschen. Oder, man nehme Eßig ein Peint, Salz drey Loth und Alaun zwey Loth; koche dieses alles zusammen eine zeitlang, nachher wasche und spritze dem Pferd die Nasenlöcher etliche Mal des

Tages wohl aus. Endlich nehme gedürrte Gartenkreße, stoße dieselbe zu Pulver, vermische sie mit Schnupftoback und blase ihm zuweilen etwas davon mit einem Röhrchen in die Nasenlöcher.

Das 14. Kapitel.

Von den übermäßigen Fleischgewächsen, oder auch Nasen=Polypen genannt, welche übernatürliche Auswüchse, entweder in einem oder auch in beyden Nasenlöchern sind, und aus überflüßigen Feuchtigkeiten entstehen, welche Theils in dem Gehirn und deßen Hautgefäßen, so wie auch in den Nasenlöchern ihren Ursprung haben, und welche ebenfalls manchmal auf Nasengeschwüre folgen, die nicht gründlich geheilt worden sind. Der Polyp hat viele Wurzeln, und erreicht bisweilen eine solche Größe, daß er das Nasenloch in welchem er seinen Sitz hat, gänzlich verschließt; oft hängt derselbe sogar heraus, manchmal auch rückwärts bis ins Maul, und benimmt dem Thier den Geruch und den Athem, oder verkürzt letzteren. Dabey giebt der Polyp einen bösen Gestank von sich. In diesem Zustande kann das Pferd weder schnaufen noch niesen, und wird dabey melancholisch und magert ab. Ferner rinnt ihm eiterichter Unflath aus der Nase, und es hängt den Kopf unter sich und fällt darnieder. Gieb solchem Pferd acht Tage lang vor der Kur täglich ein Loth Lerchenschwamm verkleinert, mit seinem Futter zu freßen. Kur: Man mache ein Eisen sehr heiß, und berühre damit den Polypen; oder gebrauche solche Mittel welche das Fleisch desselben verzehren: daher nehme man Majoransaft, Flöhkrautsaft, Calmuspulver und Corianderpulver, mische alles untereinander, und spritze dem Thier solches auf der kranken Seite in die Nase. Oder endlich, nehme dürren Schnupftoback und halb so viel getödtetes Quecksilber, mische dies zusammen und blase ihm etwas davon mit einem Rörchen in das schon erwähnte Nasenloch; aber gebe ihm jedesmal des Tags vorher ein Klystier.

Das 15. Kapitel.

Von dem übermäßigen Nasenbluten.

Dieses Uebel kommt von überflüßigem Geblüte her, oder auch daher wenn dem Pferde irgend eine Blutader zersprenget oder zerrißen wurde, oder wenn es in oder auf die Nase gestoßen, geschlagen, oder auf sonstige Art verletzt wurde, oder wenn es bey großer Hitze widernatürlich gejagt wurde; denn durch solche übernatürlichen Anstrengungen des Körpers, wird ihm der Kopf stark erhitzt, die Lebensgeister mit sammt dem Geblüt entzündet, und also die Blutadern überfüllt, und wird daher beydes durch die unmäßige Bewegung gleichsam entbrannt und cholerisch gemacht, daß alsdann das Blut nicht in den Adern bleiben kann, sondern so sehr auf die Gefäße drückt und sie ausdehnt, daß sie sich endlich eröffnen, und alsdann rinnt das Blut durch die Nasenlöcher heraus. Kur: Man nehme sogleich leinene Tücher, tauche sie in Eßig und frisches Brunnenwaßer, und schlage sie um den Kopf des Pferdes; wasche ihm auch die Schenkel und das Geschröt oft damit, und dabey reibe und bestreiche es gehörig; laße ihm auch eine Ader am Halse, der Seite gegenüber öffnen wo ihm das Blut aus der Nase rinnt; gebe ihm auch ein kühlendes Klystier. Scheere ihm die Haare von der Stirne hinweg, nehme Teufelsdreck und Sauerteig, koche dies in Eßig zu einem Pflaster, und lege ihm selbiges über die Stirne. Ferner, nehme mann gebrannten Alaun, mache solchen fein, und blase ihm denselben mit einem Röhrchen in die Nasenlöcher, so schrumpfen die Adern zusammen, und das Bluten hört auf. Oder blase dem Thier ein Pulver aus gebranntem Papier und Wolle bereitet, in die Nasenlöcher.

Das 16. Kapitel.

Von den Flüßen, die im Gehirn entstehen, und sich alsdann vom Kopfe herab, entweder in die Nase, den Hals, oder auf die Brust und Lunge, u. s. w. verbreiten, können folgende Krankheiten entstehen, nemlich: Das helle oder klare Nasentropfen, trockener Husten, Kehlsucht, Lungensucht, der Rotz, das Keuchen, die Schwindsucht, Augen und Ohrengeschwüre, der Wurm, Fiesel, Floßgallen, Ueberbeine, Gliederwehe und dergleichen. Ein solches Pferd ziehet die Weichen ein und dehnet sie wieder aus, bewegt sich bey dem Athmen so gewaltig als wenn es schlähbäuchig wäre; dabey werden auch die Nasenlöcher mehr oder weniger heftig bewegt, so wie auch eingezogen und wieder ausgedehnt. Solche Flüße, die entweder aus der Leber von verstopfter Galle entstehen, oder sie werden auch durch große erlittene Kälte, oder auch wenn ein Pferd gar zu sehr erhitzt wurde, und bald in kaltes Waßer geritten wird, oder sogleich in einen kalten Ort gestellt, oder auch von allzugroßer Erhitzung im Sommer, erzeugt. Sie werden daher auch in kalte und hitzige Flüße eingetheilt.

Das 17. Kapitel.

Von den kalten Flüßen.

Wann der Fluß, welcher entweder durch die Nasenlöcher herab rinnt, oder sich auf die Brust oder die Lunge ansetzt, aus einer kalten Feuchtigkeit entstanden, so fließt derselbe dick und zähe, die Naslöcher sind verstopft, das Maul ist mit einem weißen Schaum angefüllt, welcher mehr dicklicht als wäßericht ist; im Kopfe und in den Augen ist keine Hitze zugegen. Kur: Man nehme Honig ein halbes Maaß, Süßholz vier Loth, und Gerstenwaßer ein halbes Maaß, koche dieses eine kurze Zeit zusammen, und schütte es dem Pferde alsdann lauwarm ein. Ein anderes: binde ihm ein Säckchen mit Kandiszucker, Säfenbaum Blätter und Süßholz, von jedem gleichviel, an das Gebiß; binde das Roß an seinem Platze an und laße es täglich zwey Stunden an diesem Säckchen kauen; so wird alsdann der Fluß resolvirt werden. Ein anderes: Steche dem Pferd den Staffel, und öffne ihm die Adern auf der Zunge und am Halse; am fol=

genden Tage gebe ihm nachstehenden Trank ein, bestehend aus Rosinen einem Viertel Pfund, Feigen zwölf Stücke, laße diese in Waßer kochen, preße sie aus, füge der ausgepreßten Brühe ein Tschill Baumöhl und eben so viel Honig bey, mische alles untereinander, und schütte ihm solches des Morgens früh ein. Ein anderes: Man nehme Chamillen, Ysop, Hühnerdarm und Steinklee, von jedem eine Handvoll, koche diese eine zeitlang in Waßer; alsdann halte ihm diese Abkochung warm unter die Nase, damit ihm der Dunst derselben in die Nasenlöcher eindringe, wodurch das Roß zum Schwitzen gebracht werde.

Das 18. Kapitel.

Von den hitzigen Flüßen.

Diejenigen Flüße welche von der Hitze entstehen, haben folgende Zeichen: Der Kopf, so wie die Nasenlöcher, sind heiß anzufühlen, die Augen sind geröthet, und um dieselben, so wie auch um das Maul herum, sind die Blutadern hoch erhaben zu sehen. Kur: Man nehme Gersten= und Maagsamenbrühe ein halbes Maaß, zu Pulver gemachten Lerchenschwamm ein Loth, mische dies alles unter einander und schütte es dem Pferde lauwarm auf einmal ein, und wiederhole diesen Trank in zwey bis drey Tagen, auf dieselbe Art wieder. Gieb ihm auch zuweilen ein Klystier, aus Molaßes und Baumöhl bereitet. Ferner, nehme Langen Pfeffer, Knoblauch und Teufelsdreck, thue dies mit einander vermischt, in ein Säckchen und binde es an das Gebiß, thue ihm den Zaum an und laße es daran kauen; laße ihm die Halsadern, die Sporadern inwendig an den Beinen liegend, so wie auch den Gaumen öffnen. Ferner, nehme zerlaßene Butter und Baumöhl, mische diese unter einander, und gieße ihm solches in die Nasenlöcher. Endlich gieb ihm solche Nahrung die ihm das Blut nicht in den Kopf treibt, nemlich, Kleyen, Roggen, Gerste, ꝛc., angebrüht, und auf dem Boden zu freßen gegeben.

Das 19. Kapitel.

Von dem ewigen Rotz, oder Schnuder genannt.

Der Rotz ist eine widernatürliche Feuchtigkeit, welche im Gehirn u. s. w. abgesondert wird, und eine Materie eigener Art, ist ansteckend, gefährlich und oft schwer zu vertreiben. Es giebt zweyerley Arten davon, nemlich, der Weiße, oder Steinrotz genannt, und der gelblicht grüne, mit Blut vermischt, oder Gländers. Die erstere Art ist im Anfang leicht zu vertreiben; ist derselbe aber veraltet, und in die zweyte Art übergegangen, so kann er nur selten geheilt werden. Die Kennzeichen beyder Arten sind folgende: Wenn das Pferd warm geritten wurde, und man ihm alsdann die Gurgel zuhält, so thut es als wenn es ersticken wollte. Fängt der Rotz an, so ist derselbe zuerst weiß; später wir derselbe gelb und zuletzt grün; da alsdann ein solches Pferd, (besonbers beym gelben und grünen Rotz,) nicht mehr zu einem andern gethan werden darf; indem derselbe da höchst ansteckend ist. Auch ist die gelblicht grüne Absonderung welche das Pferd von sich auswirft, in der zweyten Art sehr übelriechend oder stinkend, und die aus der Nase ins Waßer gefallene Materie sinkt zu Boden. Zuweilen entsteht auch der Fluß aus der Lunge oder Leber, und verbreitet sich von da auch oft nach dem Kopf, wo alsdann der Rotz röthlich aussieht. Auch stockt bisweilen die Absonderung oder der Rotz, und wirft sich alsdann auf eine oder die andere innere Seite der Kinnlade, oder manchmal auch auf beyde Seiten zugleich, wobey das Thier gelben Rotz auswirft; es wird mager und hungrig, und frißt seine Streu auf wenn es sonst nichts hat. Kur: Ist es im Anfang der Krankheit, und hat das Pferd noch keine Knöpfe, so nehme man Fenchel zwey Loth, Süßholz vier Loth, Liquorisbaal, oder Süßholzsaft vier Loth, und Honig zwölf Loth, koche dieses alles zusammen in drey Maaß Waßer eine Weile, und schütte solches dem Pferd in zwey Gaben getheilt, an zwey nacheinander folgenden Morgen lauwarm ein. Wenn dieses in zwey Morgen eingegeben ist, sodann nehme man groẞe Schlangenwurzel, Flöhkraut, Wollkraut, Bocksbeerenwurzel, Sassafrasrinde, Klettenwurzel, Lorbeeren, oder Lorbeerenholz und einige Stängelchen Liquorisball, — ist es eine trächtige Mähre, so laße die Lorbeeren oder das Lorbeerenholz hinweg,—thue dieses alles in ein Geschirr, und koche solches in drey Maaß Waßer eine zeitlang, nachher schütte dem Pferde diese Abkochung entweder lauwarm oder kalt auf einmal ein. Unter seinem Futter gebe man ihm zweymal des Tages, nemlich des Morgens und des Abends, jedes Mal einen Löffelvoll Salpeter, und den andern Tag einen Theelöffel voll Salmiak, ebenfalls zweymal im Futter ein; und auf diese Art wird abwechselnd fortgefahren bis zu Ende der Kur. Auch ist noch zu bemerken, daß wenn ein solches Roß, welches von einem anderen rotzigen Roß angesteckt ward, den Rotz gewöhnlich in fünf Tagen vollständig hat. Dasjenige Pferd welches den rotzigen Ausfluß noch im Kopfe hat, fällt nicht so geschwind als jenes bey welchem sich der Rotz schon weiter verbreitet hat. Auch ist es dann noch brauchbar und stinkt noch nicht so sehr als wenn sich diese Krankheit weiter verbreitet hat. Man wende daher in diesem Zustand, so wohl als wenn die Krankheit schon weiter vorangeschritten ist, folgendes an: Man nehme gedürrten Schnupftoback und getödtetes Quecksilber und blase ihm solches in die Nase; schütte ihm auch zuweilen Baumöhl in die Nasenlöcher; wobey dem Pferd der Kopf in die Höhe gezogen werden muß, sowohl beym Anfang, als wenn es schon in der Nase zu faulen angefangen hat.

Das 20, Kapitel.

Von dem hellen und klaren Nasentropfen.

Diese Krankheit ist nichts anders als ein Vorbote des Kopfflußes, Rotzes, oder der Kehlsucht, und ist daher eine Fortsetzung des vorhergehenden Kapitels. Sie besteht in Knöpfen, welche in dem Kehlkopf ihren Sitz haben, aber noch nicht reif sind zum Aufbrechen. Sie müßen daher auch gleichwie diejenigen im vorhergehenden Kapitel beschriebenen Kopf Flüße behandelt, und denselben Linderung geschafft werden, damit sie sich entweder zertheilen oder aufbrechen. Kur: Einem jeden Pferde welches an dem Rotze leidet, gebe man jeden Morgen und Abend ein Tschill Kamphorgeist unter seinem Futter.

Das 21, Kapitel.

Von der Zungenkrankheit, oder Zungenübel genannt.

Diese Krankheit, von welcher die Zunge gelähmt und aller Bewegung beraubt wird, entsteht nemlich, durch die Erschütterung und den Druck des Gehirns, und auch bisweilen durch andere Ursachen, wodurch die Nerven und Muskeln oder Mäuse der Zunge ganz gelähmt oder gefangen werden. Es kauet zwar das Futter, jedoch kann es dabey die Zunge nicht gebrauchen, daher macht es das Futter wieder heraus, weil es nicht schlucken kann. Kur: Das erste ist, daß man ihm das Gehirn durch eine Purgirung reinige, und alsdann blase man demselben Schnupftoback und gemahlnen Pfeffer zusammengemischt, in die Nasenlöcher ein; nehme ein Säckchen, thue Langenpfeffer und Knobl auch hinein und hänge daßelbe an das Gebiß, thue ihm den Zaum an, und laße es daran kauen. Ferner, nehme man Tarr, Fischöhl, Rassem und geschabte harte Seife, thue alles zusammen in ein Geschirr und laße es am Feuer zergehen, alsdann schmiere ihm die Kinnbacken warm damit ein; steche ihm den Gaumen, so wird ihm wieder geholfen seyn.

Das 22, Kapitel.

Von den Zähnen und deren Gebrechen.

Die Zahnschmerzen und die Gebrechen der Zähne, sind von mancherley Arten, von welchen wir aber nur die bekanntesten bemerken wollen. Erstens, bekommen manche Pferde kleine spitzige Zähne, welche man Wolfs-Zähne nennt.

Diese wachsen neben den andern Zähnen hervor, und verursachen dem Pferd große Schmerzen, so daß es sein Futter nicht freßen kann, und daher am Körper nicht zunehmen kann, so lange solche Zähne vorhanden sind. Daher schlage man dem Pferd solche Zähne mit einem scharfen Meißel aus, oder ziehe dieselben mit einer Zange heraus, und zwar entweder im abnehmenden Mond, im Fisch oder Waßermann, aber man gebe wohl Acht, damit man sie mit der Wurzel herausbringt. Zweytens, werden auch zuweilen bey irgend einem Pferde, mit zunehmendem Alter, jedoch an einem eher als an einem andern, so wie auch bisweilen an den Füllen, die Hau= und Stockzähne sehr lang und spitzig, womit sich das Pferd in die Backen hauet und sich nicht gut füttern kann, wobey es sehr langsam kauet. Diese Verlängerung der Zähne, muß man mit einem langen Eisen abschlagen und eben machen. Drittens, bekommt das Pferd auch zuweilen Zahnschmerzen, welche gewöhnlich von den Flüßen entstehen, welche sich aus dem Kopfe in die Kinnladen und Zähne verbreiten; das Zahnfleisch wird dabey roth, geschwöllt, ist heiß anzufühlen und entzündet. Dabey läßt das Pferd viel Schaum aus dem Maul fallen; diesem steche man den driten Staffel, öffne ihm die Ader unter der Zunge, reibe ihm das Maul und die Zähne täglich mit Salz und Eßig unter einander gemischt, wohl ab; hernach wende folgendes an, nemlich: Man nehme Alaun, Salz und Honig, mische dies alles unter einander, und reibe ihm das Zahnfleisch wohl damit. Viertens, bekommt auch zuweilen ein Pferd, wenn es zum letztenmal Zähne schiebt, oder erhält, Zahnschmerzen davon, welches gewöhnlich im fünften Jahre geschieht; wobey es auch zuweilen Kopfweh und dunkle Augen bekommt. Ist dies der Fall, so reibe ihm mit Alaun, Salz und Honig zusammengemischt, zeitweise die herausbrechenden Zähne und das Zahnfleisch gehörig ein, alsdann werden die Zähne heraus kommen.

Das 23, Kapitel.

Von dem Apostem oder auch die Bohn, oder auch die runzlichte Haut genannt, und sich entweder an den Hundszähn=

zacken gleichsam als eine Bohne zeigt, oder sich als eine Haut über die Zähne gänzlich ausbreitet und anhängt. Zuerst wollen wir von dem bohnenförmigen Geschwüre, und alsdann von der runzlichten Haut, welche sich über die Zähne ansetzet, handeln. Das Geschwür oder die Bohne genannt, hat inwendig in dem Rachen, gewöhnlich hinter den Hundszähnen, seinen Sitz. Es hat zuweilen die Größe einer Bohne oder auch einer Haselnuß, und entsteht vom Ueberfluß des Geblüts, so wie auch von anderen Feuchtigkeiten, welche sich ansammlen, und endlich dieses Uebel verursachen. — Um sie nun wieder zu vertreiben, öffne dem Pferde diese Geschwulst mit einem Laß-Eisen in querer Richtung darüber, nachher drücke das Blut und den Eiter gehörig aus, und reibe die Stelle wohl mit Salz und Eßig vermischt. Oder man nehme auch Flöhkraut, Salz und Eßig, koche dieses eine Weile zusammen, und wasche das Geschwür entweder lauwarm oder kalt damit aus. Während der Kur gebe man dem Pferd Kleyen mit Salz vermischt, zu freßen. Sind die Blutadern dabey aufgelaufen, so laße dem Pferde eine Halsader und Sporader öffnen. Zweytens, die Runzeln, oder Falten der Haut genannt, welche an dem Zahnfleisch anfangen, und sich über die Zähne ausbreiten, auch bisweilen an der äußern Haut über letztere herabhängen, so daß wenn das Pferd mit den Zähnen das Futter fängt, es solche Haut selbst mit greift, wodurch es vor Schmerzen das Futter nicht freßen kann, sondern daßelbe mit einer Menge Schaum muß wieder aus dem Maul fallen laßen. Gegen dieses Uebel nehme man Weißeichen Laub oder Rinde, Flöhkraut, Eßig und Alaun, koche alles zusammen, und wasche zuweilen diese Haut damit.

Das 24. Kapitel.

Von dem Gursis, oder Maulfäule genannt.

Diese Krankheit ist eine Entzündung des ganzen Maules, und geht gewöhnlich in Maul- und Zahnfleisch-Geschwüre über. Im Zahnfleisch, Rachen, Schlund und Gurgel entstehen Löcher, die sehr entzündet sind und gleichsam nagen. Die Ursachen sind: hitzige Dünste, welche sich in der Leber ansammlen, und aus derselben aufwärts hin verbreiten, besonders wenn die Pferde zu viel neues Heu freßen, und dergleichen mehr. Tritt die Krankheit ein, so wird das ganze Maul mehr oder weniger entzündet; daher ist daßelbe feuerroth. Dabey läßt das Roß einen hitzigen Schaum aus dem Maule fallen, und also entstehen endlich hitzige faullichte Geschwüre. Auch kommt diese Krankheit häufiger bey jungen als bey alten Pferden vor. Kur: Man nehme Weißeichen Laub oder Rinde frisch vom Baum, Flöhkraut, Penneroil, und Schellkraut, koche dieses alles in Eßig, füge ihm noch etwas Alaun bey, und wasche kalt des Morgens und des Abends die ganze Maulhöhle damit aus. Ferner, nehme ein Säckchen, thue Teufelsdreck, Laugenpfeffer und Knoblauch hinein, und binde es dem Pferde an das Gebiß, thue ihm den Zaum alle Tage an und laße es eine zeitlang daran kauen. Laxire das Pferd mit einem halben Peint Baumöhl und einer Unze gepulverter Aloe, schüttle dieses wohl durcheinander und gebe es dem Pferde auf einmal ein, alsdann wird ihm wieder geholfen seyn.

Das 25. Kapitel.

Von der Entzündung der Mandeln und Apostemen.

Die Mandeln, welche aus lockern, schwammichten Drüsen bestehen, liegen auf jeder Seite oben auf dem Schlunde der Knochen welche sich mit der Zunge vereinigen. Sie werden oft von den kalten Flüßen, die sich aus dem Gehirn in die Maulhöhle in solcher Menge in die Mandeln ergießen und sie überfüllen, daß sie dadurch so sehr anschwöllen, daß das Pferd nicht schlucken kann. Die Zeichen dieser Krankheit sind: 1. Hält das Pferd den Kopf stets über sich in die Höhe. 2. Kann es weder das Freßen noch das Saufen hinunterschlucken. 3. Giebt es dasjenige, was es sauft, wieder durch die Nasenlöcher von sich. 4. Läßt es viel

Schaum aus dem Maul fallen. 5. Röchelt oder kärgelt es sehr, und das Athemschöpfen fällt ihm schwer. 6. Ist die Zunge dick angeschwollen und schwärzlich, mit einem weißen, weichen und wäßerigten Schleim überzogen, hängt sie noch dabey aus dem Maule hervor. In diesem Zustande ist die Gefahr um desto größer; denn dies zeigt alsdann an, daß die Luftröhre sehr verengt worden ist; denn je größer und dicker die Mandeln werden, je mehr wird die Luftröhre davon gedrückt, und der Hals verstopft, und so kann es denn endlich auch nicht mehr durch die Nasenlöcher athmen, und muß alsdenn, wenn man ihm nicht zu Hülfe kommt, erstikken. Und hat dieser Zustand schon lange gewähret, so ist zuletzt dem Pferde sehr schwer zu helfen. Diejenigen Pferde, welche von dieser Krankheit befallen werden, sind meistentheils junge Pferde, wenn sie eine zeitlang auf dem Felde müßig gegangen, und alsdann von Neuem wieder in die Ställe gestellt werden, welches gewöhnlich zu Ende des Herbstes oder zu Anfange des Frühjahrs geschieht, da solche Pferde, Anschwellungen der Mandeln bekommen, welches auch Kingsübel heißt. Kur: Ist die Krankheit noch neu, so muß man dem Pferde eine Halsader öffnen, alsdann nehme Majoranwaßer sechs Loth, Salpeter zwey Loth, und ein wenig Weineßig, mische alles durcheinander, und nachdem der Kopf recht in die Höhe gezogen ist, alsdann spritze diese Flüßigkeit in die Nase ein. Werden aber die Knöpfe schon dick, so nehme man Tarr, Naßem, Knoblauch und spanische Fliegen, thue dies alles in ein Geschirr, jedoch muß man solches zuerst fein machen, alsdann koche man dasselbe bis es zu einem Pflaster werde das sich von selbst hebt. Ist dieses Pflaster vielleicht anfänglich zu weich, so füge ihm noch mehr Nassem bey, und sollte es zu hart seyn, sodann noch mehr Tarr; alsdann schmiere dem Pferd die Knöpfe damit, und lege feingeschornes Werrig darauf. Auf diese Art lege alle paar Tage ein frisches Pflaster darauf. Endlich nehme man auch feingeschnittene Bocksbeeren Wurzel und brate sie recht braun in Fischöhl, und schmiere die Knöpfe recht warm damit, nachher halte ein heißes Eisen eine kurze Zeit dagegen, damit dieses eintrockne.

Ende des ersten Theils.

Wohlerfahrner Pferde-Arzt.

Zweyter Theil.

Von der Kehlsucht, oder Strengel genannt.

Diese Krankheit entsteht sowohl aus innerlichen als auch aus äußerlichen Ursachen. Die innerlichen Ursachen entstehen aus der Leber, und breiten sich von da in den ganzen Körper aus. Die äußerlichen Ursachen sind: Uebermäßige Kälte, so wie auch im Freßen und Saufen, schlechtes Futter, verschimmeltes Heu, Schwächung der natürlichen Wärme, so auch wenn die Pferde von der Weide in die Ställe kommen, und mit grüner Weide angefüllt sind, kann leicht eine Fäulniß im Körper, und somit die Krankheit entstehen; so wie auch von neuem Heu, faullichtem Futter, faulem Trinkwaßer, und dergleichen mehr. Diese Krankheit ist von zweyerley Arten, nemlich: Die feuchte und die trockene Kehlsucht. Die zweyte Art ist gemeiniglich schwer zu kuriren; und kommt man dem weitern Verbreiten derselben nicht beyzeiten zuvor, so ist dieselbe tödtlich. Wir wollen nunmehr diese zwey Arten beschreiben im folgenden Kapitel.

Das 2. Kapitel.

Von der erstern Art der feuchten Kehlsucht, oder auch Stemper genannt.

Diese Krankheit ist nichts anders als eine heftig stinkende Feuchtigkeit, u. s. w., von den Dünsten der Leber herrührend, welche sich von da ins Gehirn verbreiten, 2c., und nachher durch die Nasenlöcher herausrinnet. Anfangs ist dieser Ausfluß gewöhnlich weiß, alsdann gelblich und zuletzt grünlich; und kommet man dem Weiterverbreiten dieser Krankheit nicht bey Zeiten vor, so verändert sie sich alsdann in den Rotz, oder Gländers genannt. Stockt hier der Abfluß des Rotzes, so ist derselbe alsdann schwerer zu kuriren, als wenn ein solches Pferd von einem andern wäre angesteckt worden. Verbreitet sich dieser Unrath von dem Gehirn auf die Kehle herunter, so erhält diese Krankheit den eigenthümlichen Namen Kehlsucht, (und nicht wie einige Idioten sie Gelbsucht nennen, welches eine ganz andere Krankheit ist.) Verbreitet sich diese Krankheit von da auf die Brust und Lungen, so faulen dieselben; da alsdann durch einen solchen faulen Wust, ein schwerer Athem und Husten geweckt und verursacht wird. Entsteht diese Absonderung aus hitziger Feuchtigkeit, so entstehen alsdann Beulen, Geschwüre um den Hals, Kopf, Gurgel und Schlund, so wie auch an den Mäusen oder Muskeln des Halses, daß ein solches Pferd den Hals bisweilen gar nicht biegen kann. Die Zeichen dieser feuchten Kehlsucht sind folgende, nemlich: 1. Das Rasseln, Keuchen und Husten. 2. Beschwerung oder Eingenommenheit des Kopfes, indem ein solches Pferd den Kopf traurig hinunter hängt, und denselben nur selten aufhebt. 3. Will ein solches Pferd nicht fressen, und wird kraftlos und matt. 4. Fließt aus den Nasenlöchern eine dünne, weiß-gelblichte oder grünlichte Feuchtigkeit. 5. Erscheinen am Halse unten an dem Kehlkopfe, oder an andern Theilen des Kopfes, als: Ohren, Kinnbacken, u. s. w. runde geschwollene Knoten, an Zahl viel oder wenig, nachdem das Pferd die Krankheit stärker oder schwächer hat. 6. Hat es das Maul voller Schleim, und läßt die Zunge dick aus dem Maul heraushängen. 7. Sind die Augen dick angeschwollen und roth. 8. Läßt es das Saufen wieder zu den Nasenlöchern herauslaufen. 9. Schwöllt ihm auch der Hals und der Kopf an. Der Anfang der Kur ist also: Wenn die zuerst heraus fließende Feuchtigkeit noch nicht stinket, welches ein Zeichen ist, daß noch kein Geschwür auf der Lunge vorhanden ist, sondern nur überflüßiger Unrath, oder das Pferd läßet noch gar nichts abfließen, sondern röchelt nur, und hat Beulen an dem Halse, an den Backen, 2c. Für das Allererste soll man den Leib des Pferdes offen halten; und wenn dies der Fall nicht ist, so giebt man ihm nachfolgenden Trank ein: Man nehme Salpeter, Alaun, und gestoßene Lorbeeren, von jedem einen Löffel voll, thue dies alles in ein Geschirr zu drey Tschill Baumöhl, koche es ein wenig, und schütte ihm solches auf einmal entweder lauwarm oder kalt ein. (Dieser Trank dienet fast zu allen Krankheiten der Pferde.) Ferner, nehme man Zucker zwey Loth, Eyerdotter drey, Salz ein Loth, Baumöhl zwey Löffelvoll, mische dieses alles zusammen, und koche dasselbe eine Weile in einem Geschirr, nachher bringe solches dem Pferd lauwarm als Klystier bey. Hierauf beräuchere das Pferd zweymal des Tages, nemlich, des Morgens und des Abends mit Folgendem: Man nehme Tarr, Rassem, Schuhsohlen und Rheinblumen, thue dies alles in ein Geschirr, worinnen glühende Kohlen sind, und schmoke das Pferd damit. Ferner, thue Teufelsdreck in ein Säckchen und binde solches dem Pferde an das Gebiß, und thue ihm den Zaum jeden Tag eine Zeitlang an. Oder, man nehme das Weiße von fünf Eyern, Honig fünf Löffel voll, Baumöhl zwey Löffelvoll, gemahlnen Pfeffer zwey Theelöffel voll, mische dieses alles zusammen, und schütte ihm solches alles auf einmal ein.

Von dem Stemper, oder drückender Gländer genannt, welcher gewöhnlich durch den Strengel entstehet. Er ergreift die Lunge und die Leber. Der Ausfluß aus der Nase ist gelb = grünlicht, dünn und nur wenig. Solche Pferde stecken aber andere Pferde nicht an, sondern wenn sie die Krankheit bekommen, so sehen sie krank aus und fressen nicht mehr, und sind in ihren Beinen ganz kraftlos, da es alsdenn hohe Zeit ist, daß man ihnen zu Hülfe kommt; denn nach dem Ausbruch der Krankheit fangen sie schon nach einigen Tagen an zu faulen und zu stinken, und wenn alsdann nicht geholfen wird, und es alles faul in den Eingeweiden ist, so muß das Pferd in einigen Tagen zu Grunde gehen. Die Kur dagegen ist jene welche im 18ten Kapitel des ersten Theils beschrieben wurde; und Dasjenige welches dort angewendet wird, muß auch in dieser Krankheit angewendet werden.

Das 3, Kapitel.

Von der trockenen Kehlsucht.

Diese Krankheit entsteht von denen in dem Gehirn sich bildenden Dünsten, welche sich herab auf die Brust, auf die Lunge, Leber, u. s. w. verbreiten, und daselbst in eine härtliche, zähe Feuchtigkeit übergehen, und daselbst oft fest sitzen oder haften. Die Pferde versuchen zwar durch schweren und emsigen Husten sich dieses zähen Stoffes zu entledigen, haben aber nicht Kräfte genug um dieses zu vollbringen; indem der hitzige Schleim die Lunge umpfangen hält, und zuletzt Geschwüre erzeugt. Auch können durch die zu häufigen und heftigen Bewegungen und Bemühungen wohl gar Zerreißungen Statt finden, wodurch zuweilen das Seitenstechen und dergleichen mehr entstehen kann. Die Zeichen der trokkenen Kehlsucht sind Folgende: 1. Das Pferd nimmt plötzlich ab, und die Lenden fallen ihm ein. 2. Ist ihm die Haut wie aufgeblähet, so daß wenn man mit der Hand darauf schlägt, ein Ton gleichwie der Ton einer Pauke zu hören ist. 3. Raßelt es in der Kehle mit einem erhabenen Husten, und kann doch den Schleim nicht heraus bringen. 4. Ist das Pferd matt und kann nicht wohl auf den Beinen stehen. Diese Krankheit ist schwer zu kuriren, und oft tödtlich. Daher muß sie fleißig auch beobachtet werden, damit sie gebrochen wird. Kur: Vor allen Dingen halte den Leib mit Klystieren aus Molaßes und Baumöhl mit einander vermengt, und zuweilen angewendet, offen. Ferner, nehme man Brühe von angebrühter Gerste ein halbes Peint, Honigwaßer acht Loth, Schwefelblumen ein Loth, Rosinen sechs Loth, Liquorisball drey Ständchelchen, und Sußholz eine Unze, (wovon die drey letzteren Stücke in etwas Gerstenwaßer eine Weile gekocht werden müßen,) alsdann drücke man die Flüßigkeit heraus, und vermische sie mit den ersteren Sachen, und nachher schütte ihm alles lauwarm auf einmal ein, und wiederhole dieses etliche Tage nacheinander. Beräuchere das Pferd mit denen Mitteln welche im vorigen Kapitel beschrieben worden sind. Bähe ihm den Kopf, den Hals und die Brust zuweilen mit warmem Eßig. Ein Anderes: Man nehme fünf Eyer, ein Peint Gerstenbrühe, und einen Löffelvoll Baumöhl, menge alles unter einander, und schütte ihm solches auf einmal ein. Nehme Butter zwey Löffelvoll, Eßig und Baumöhl von jedem drey Löffelvoll, Pfeffer zwey Theelöffelvoll, mische dieses alles unter einander, und schütte solches dem Pferde in die Nase ein, worauf es dann alsbald auswerfen wird. Man näße ihm auch sein Futter mit Gerstenbrühe. Sollte das Pferd nicht freßen wollen, so nehme man Knoblauch und Lungenpfeffer, thue dies in ein Säckchen, und binde ihm solches an das Gebiß, thue ihm den Zaum an, so wird es bald freßen.

Das 4. Kapitel.

Von der Lungensucht.

Die Lungensucht ist eine Krankheit, welche dadurch entsteht, daß die Lunge mit dicken, schleimigten Feuchtigkeiten ganz überfüllt wird, welche vom Kopf herab auf die Lunge sich verbreiten und dergleichen mehr. Beugt man nicht bey Zeiten diesem Uebel vor, so giebt es Knoten und Geschwüre auf und in der Lunge; es tritt sodann Fäulniß oder Lungenfäule ein. Das Pferd fällt nunmehr um, und muß zu Grunde gehen. Diese Krankheit überfällt ein Pferd nicht schnell, sondern es währet oft mehrere Jahre ehe sie wirklich ausbricht. Hat sie aber alsdann überhand genommen, so auch wenn das Pferd sich bricht und umfällt, so ist dies ein Zeichen daß das Blut in der Lunge mit Galle vermischt geworden ist. Oder wenn das also vermischte Blut faullicht ist, dann hat man folgende Zeichen: 1. Fällt ein solches Pferd an dem Leibe ein. 2. Athmet ein solches Pferd schwer, wobey es die Lenden oft und gewaltig einziehet. 3. Bläßt es die Nasenlöcher heftig auf. 4. Ist es an dem Kopf, der Nase und den Ohren sehr heiß anzufühlen. 5. Hat es feurige und entzündete Augen. 6. Hat es einen heißen Athem. 7. Hängt es den Kopf herunter wegen den aufsteigenden Dünsten. 8. Ist die Zunge gelb, und die Adern hoch aufgelaufen. 9. Schwankt oder taumelt es im Gehen. 10. Will ein solches Pferd nicht freßen, aber desto mehr saufen. 11.

Stellt es sich bisweilen als sey es taub-cholerisch. Kommt diese Krankheit aber aus den Gehirnflüßen rc. her, so sind folgende Zeichen vorhanden, nemlich: 1. Hustet solches Roß oft und viel. Ehe die Krankheit wirklich ausbricht, giebt es zuweilen viel Schaum aus dem Maule von sich. 3. Wenn es hustet, kommt eine wäßerichte Feuchtigkeit zum Maul und den Nasenlöcher heraus. 4. Fängt es bisweilen an zu röcheln. 5. Hat es einen harten und schweren Athem. 6. Zittert es oftmals mit dem Geschröt. 7. Bekommt es dicke angeschwollene Blutadern und geschwollene Schenkel. 8. Stinkt es aus dem Hals, und schwitzet kalten Schweiß; auch sieht das gelaßene Blut recht einer faulen Lunge ähnlich. Kur: Vor allem muß man den Leib mit Klystieren offen halten; welches bey jeder Art von Lungensucht zu beobachten ist. Rühret die Lungensucht von vorhergehender Lungen-Entzündungen her, so ist sie an sich selbst übler zu kuriren, als wenn sie von sonst etwas herrührete, weil die Materie nun mehr zu einem Geschwüre geworden ist; und solches Geschwür zu zertheilen und zu beseitigen, oder an einen andern Ort zu treiben, ist, wenn es gar zu alt und eingewurzelt ist, schwer zu bewerkstelligen. Man muß suchen dem Pferde auf folgende Art zu helfen, nemlich: Man laße ihm die Bug- und Sporader schlagen, alsdann gebe man ihm den andern Tag folgende Purgierung ein: Man nehme zerlaßenen Speck ein Viertel Pfund, Wein ein halbes Peint, mische dieses unter einander, und schütte es dem Roß auf einmal ein, und gebe ihm zuweilen aus Molaßes und Honig bestehende Klystiere. Den nachfolgenden Tag, gebe man ihm Folgendes: Nehme Feigen zwölf Stück, Ysop eine Handvoll, gleichfalls eine Handvoll Andorn, Süßholz zwey Loth, und Rosinen sechs Loth, koche dies alles eine Zeit lang in drey Peint Waßer, stoße solches hernach unter einander, drücke es durch ein Tuch aus, und schütte davon dem Pferd die Hälfte des Morgens und die andere Hälfte des Abends ein. Ein anderes: Man nehme Honig ein halbes Peint, warme Kuhmilch ein Quart, mische dies unter einander und schütte dem Pferd solches des Abends auf einmal ein. Gebe ihm auch Gerstenwaßer in seinem Futter. Auch kann man ihm den Trank geben welcher im 18ten Kapitel des ersten Theiles dieses Buches beschrieben ist. — Dieser Trank wird die Knoten zum Zeitigen bringen.

Das 5. Kapitel.

Von versehrter oder zerrißener Lunge.

Diese Krankheit ist schwer zu kuriren, und oftmals tödtlich. Dieselbe entsteht aus zweyerley Ursachen, entweder wenn sich die Lunge durch schweren Husten, oder Fäulniß in ihr anfängt zu zertheilen oder zu zerreißen, und alsdann eine weiße Farbe bekommt. Die andere Ursache entsteht von übermäßigem Springen, so wie auch durch Fallen, oder von zu vielem kalten Waßer saufen, besonders wenn das Pferd kurz vorher sehr erhitzt war, und dergleichen mehr; besonders auch, wenn die Lungenfäule zu sehr überhand genommen, daß durch die Jauche und den dabey befindenden öfftern heftigen Husten, daß endlich die Lunge aufplatzen oder zerreißen muß. Die Zeichen der innerlichen Lungenfäule sind folgende: 1. Das Pferd sauft und frißt viel mehr als zuvor, und wird dennoch magerer. 2. Der Husten plagt es ohne Unterlaß. 3. Wirft es bisweilen zähen, dicken, schleimigt=gelben Unflath aus. 4. Der Kamm, die Zunge, und die ganze Brust wird mager. 5. Das Maul ist ihm allezeit mit dickem Eiter angefüllt. 6. Es hinket allezeit an den Vorderbeinen. 7. Bekommt es oben auf dem Rücken kleine Hügelchen. 8. Kann es nicht recht aufrecht stehen, sondern sucht allenthalben wo es sich anlehnen möge. **Kur**: Vor allen Dingen muß man den Leib offen halten, und dieses geschiehet wie folget: Man nehme Schwefelblumen drey Loth, Aloe zwey Unzen, und mache, mit etwas Baumöhl vermischt, Pillen so groß als eine abgeschälte Wallnuß daraus, und gieb dem Pferde des Morgens und des Abends zwey Stück. Ein anderes: Man lege sechs Eyer in Eßig, so lange bis der Eßig diese sechs Eyerschalen durchfreßen hat, alsdenn schiebe ihm eines nach dem anderen in den Rachen, und schütte ihm sogleich ein halbes Peint Baumöhl darauf ein. Ein anderes: Man nehme Rosinen zwey Pfund, Schnittlauch sechs Händevoll, siede es wohl in drey Peint Waßer, stoße solches hernach durch einander, drücke es aus, hernach thue in die ausgedrückte Brühe ein halbes Peint Honig, Kandelzucker ein Viertel Pfund, vermenge alles wohl mit einander, und schütte es dem Pferde auf dreymal ein. Die Zeichen der äußerlichen Ursachen sind: 1. Holet das Pferd langsam Athem. 2. Neiget es den Kopf stets zur Brust hin. 3. Seufzet es wenn es Athmet. 4. Scheuet es wohl den Husten, wegen des Wehethuns dabey, kann aber doch denselben nicht zurück halten, sondern stellet sich an als wenn es spitzige Beinchen (oder Knochen) im Halse hätte. 5. Wirft es blutigen, leberfarbigen und schaumigten Unflath aus. Kur: Laße einem solchen Pferde eine Ader am Halse öffnen, und Folgendes eingeben, nemlich: Man nehme Haber Brühe ein Peint, und eben so viel süße Milch, koche diese eine Weile zusammen, alsdann schütte dem Roß diesen Trank auf einmal lauwarm ein. Ein anderes: Man nehme Gerstenbrühe, Flachssaamen Brühe, und Honig, von jedem ein halbes Peint, Eyerdotter fünf Stück, frische Butter ein Viertel Pfd. thue hinzu etwas warme Milch, menge alles dieses unter einander, und schütte ihm solches auf einmal lauwarm ein. Auf dieselbe Art wiederhole dieses drey aufeinander folgende Morgen.

Das 6. Kapitel.

Von dem Husten.

Der Husten ist eine ungestüme, gewaltsame Bewegung derjenigen zum Athmen nothwendigen Werkzeuge, durch welche die Natur die Menge und den Ueberfluß der bösen und schädlichen Feuchtigkeiten auszutreiben suchet. Es giebt zweyerley Arten davon, nemlich, der Trockene und der Feuchte. Der trockene Husten ist derjenige, wenn das Roß weder durch die Nasenlöcher noch durch das Maul einigen Unflath noch Feuchtigkeiten auswirft. Der feuchte Husten ist derjenige da das Pferd eine dünne, fließende, oder auch zähe und eiterichte Feuchtigkeit von sich giebt. Die Ursachen welche den Husten erzeugen, sind die Folgenden: Kälte, Regen, heftige Winde, Eißiges Waßer saufen, die Veränderung des Landes wo ein Roß aufgezogen wurde, und dann nachgehends in ein anderes Land kommt, besonders da wegen des Waßers und der Weide. Ferner, durch Apostemen oder Geschwüre, Mängel an der Luftröhre oder der Lunge, ꝛc. Die besonderen Zeichen des trockenen Hustens sind: Die zum Athmen erforderlichen Werkzeuge, so wie auch die Gurgel selbst, sind ohne Feuchtigkeit und zu sehr ausgetrocknet, oder auch wenn das Zwergfell, der Magen, die Leber und andere mit ihnen in Verbindung stehende Organe mit Apostemen behaftet oder verhärtet sind; oder die Brust- und Athmens Werkzeuge mit zähen und dicken Feuchtigkeiten der Maßen angefüllt sind, daß sie wegen der Menge, oder wenn die Feuchtigkeit zu dicke und zähe ist, daß sie gleichsam festsitzt, und obgleich der Husten dabey sehr gewaltig ist, doch nicht durch denselben können losgestoßen werden. Die besondern Zeichen des feuchten Hustens sind: Daß das Pferd viele wäßericht-schleimigte Feuchtigkeiten durch den öffteren Husten, Theils durch das Maul und Theils durch die Nase von sich giebt. Später wird der Ausfluß dicklicher und auch zuweilen mit eiterigtem Schleime vermischt. Derjenige Husten aber, welcher von Apostemen der Lungen, des Magens ꝛc. herkommt, ist oftmals tödtlich, oder doch meistens schwer zu kuriren. Kur des trockenen Hustens: Vor allen Dingen muß man den Leib offen halten, und zwar auf folgende Weise: Man nehme Fenegrecium, und Süßholz von jedem vier Loth, Feigen zehn Stücke, Butter und Schweinsschmalz von jedem ein Viertel Pfund, siede dieses alles wohl in drey Peint Flußwaßer, stoße es unter einander, und schütte solches dem Pferde auf zweymal, nemlich, des Morgens und des Abends ein. Oder, man nehme auch weißen Andornsaft, Süßholzpulver und Baumöhl, von jedem vier Loth, und Wein ein Peint, rühre dieses durcheinander, und schütte solches auf einmal ein. Dieses letzt beschriebene Mittel ist besonders zum Gebrauch anzuempfehlen, wenn der trockene Husten von starker Erkältung herrühret. Ein anderes: Man nehme Kirschbaum Harz, laße solches in einem Peint Wein zergehen und schütte es dem Roß ein. Ein anderes: Man nehme für ein Fünfpensstück Saffran, Imber zwey Loth, Zimmtrinde ein Loth, Honig ein halbes Peint, und Süßfenchel zwey Unzen, thue dieses alles, nachdem es fein gemacht worden, in ein Peint Gerstenwaßer, mische alles durcheinander, u. schütte ihm solches ein. Dessen Futter sollte Waitzenkleyen u.

angebrühte Gerste seyn. Kur des feuchten Hustens: nehme ein Quart Flußwaßer, und thue Honig acht Loth, Ysoppulver, Zimmt, und Süßholz, von jedem zwey Loth, und Imber ein Loth, hinzu, mische dieses alles wohl unter einander, und gieße dem Roß solches auf einmal ein. Ein anderes: Man nehme feingemachte Gerste ein Viertel Pfund, Pfeffer zwey Loth, Rosinen ein Viertel Pfund, Honigwaßer ein Quart, mische dieses alles zusammen und gieb solches dem Pferde auf einmal. Alsdann nehme man Kandelzucker ein Loth, Chamillen eine Handvoll, und Gerste ein halbes Peint, thue solches alles in Wasser und laße es in einem zugedeckten Geschirr eine Weile kochen, alsdann lasse dem Roß den Dampf davon etlichemal in die Nase ziehen. Ferner, nehme ein Säckchen, thue Süßholz und Liqnorisball darein, binde solches an das Gebiß, und laße es täglich eine Weile daran kauen; spritze ihm auch zuweilen warme Butter und Baumöhl in die Nasenlöcher ein.

Das 7. Kapitel.

Von dem schweren Athmen, oder der Engbrüstigkeit.

Diese Krankheit ist dreyerley. 1. Hat das Pferd einen kurzen Athem, keucht oder röchelt aber nicht dabey. 2. Hat es den Athem noch kürzer und schwerer, kann auch denselben ohne Getöse, Keuchen oder Trensen nicht von sich laßen. 3. Kann das Pferd nicht anders Athem holen als wenn es den Kopf und den Hals über sich erhebt. Die Ursachen dieser Krankheit sind zweyerley, nemlich, äußerliche und innerliche. Die äußerlichen Ursachen sind: Staubigtes, schimmlichtes, oder sonst verdorbenes Futter, als verdorbenes Heu, Haber, und dergleichen mehr; so wie auch wenn ein Pferd warm geritten und sehr erhitzt wurde, und man es bald kaltes Waßer saufen läßet, oder auch wenn man es bald darauf ins Waßer reitet. Innerliche Ursachen sind: Beengung oder Engigkeit der Brust und Nasenlöcher, Hitze in dem ganzen Körper, insonderheit aber der Lungen, Apostem des Zwerchfells, welches die Brusthöhle von der Bauchhöhle der Länge nach unterscheidet. Ferner, die in dem Magen und großen Darmkanal, Colon genannt, sich bildenden Winde oder Blähungen, so wie auch die Aufblähung oder Geschwulst der Leber oder Milze, wodurch dann das Zwerchfell oder Queerblatt gedrückt wird; oder auch wann die Luftröhre durch ein Apostem gedrückt und dadurch verhindert wird die Luft ein= und hindurch zu laßen, so wie auch die in der Lunge angesammelten Feuchtigkeiten und Eiter, besonders wann sie dick und zähe sind, und entweder durch Ableitung von dem Gehirn, oder sonst aus einem benachbarten Ort herkommen, oder in der Lunge selbst sich erzeugen, die Athmungsstraße verstopfen, und die nach der Länge gerichtete Scheide=Wand oder das Queerblatt, sammt den zur Brust gehörigen Muskeln einnehmen, überziehen und bedecken, und so ihre Bewegungen verhindern, worauf dann die Wege, durch welche die Luft natürlicher Weise aus und eingehet, verschloßen und verstopft werden, und dann die schon beschriebene, schwere und gefährliche Zufälle nothwendig erfolgen müßen. Da aber dieser Krankheitsstoff, sich an verschiedenen Orten bilden kann, so kann er auch in Hinsicht seiner Eigenschaft und Menge nicht einerley seyn, und daher muß auch die von ihm herrührende Krankheit verschieden seyn. Daher wiederholen einige Pferde das Ausathmen zweymal hinter einander, da sie hingegen nur einmal einathmen; dabey sprautzen oder dehnen sie auch zugleich die Lenden zweymal aus, blähen sich in diesem Zustande gewaltig auf; ziehen die Nasenlöcher in der Bewegung, und mit großer Anstrengung auf und zu. Einige sehen mehr oder weniger melancholisch aus, Pfeifen durch die Nasenlöcher, haben gelblicht rothe entzündete Augen, einen stinkenden, brennend = heißen, schnellen Athem, röcheln und keuchen wenn man sie hart antreiben will, bleiben beym Laufen wohl gar stille stehen und fallen nieder. — Was diese Krankheit anbelangt, so ist dieselbe, wenn sie auch noch neu ist, mit schwerer Mühe zu kuriren. Ist sie aber schon veraltet, und innerlich angewachsen, so ist sie gänzlich unheilbar. Kein herzschlächtiges Pferd, welches an den schon beschriebenen Theilen verletzt, oder an der Lunge angewachsen, und mit veralteter und überhand genommener Materie überfüllt ist, kann nicht mehr kurirt werden. Wir wollen nun insoferne die Krankheit noch neu und nicht zu sehr veraltet ist, vornehmen, und die Mittel dafür wie folget, beschreiben. — Kur: Man nehme Fenegrezium, Alantwurzel und Schwefel, von jedem ein Loth, stoße dieses alles durch einander zu Pulver, und gieb es dem Pferde drey Tage hinter einander im Futter. Am vierten Tage öffne ihm die Sporader, fange das abfließende Blut auf und gieb ihm solches auch unter dem Futter zu freßen ein. Ferner, nehme man Salpeter, Alaun und Lorbeeren, von jedem einen Löffel voll, stoße dieses alles zu Pulver, thue es in drey Tschill Baumöhl, koche dies alles ein wenig, und schütte es dem Pferd auf einmal lauwarm ein. (Dieser Trank ist für irgend eine Krankheit der Pferde dienlich.) Man laxire auch das Roß. Ein anderes: Man nehme Süßholz und Liquorisball, von jedem ein Viertel Pfund, und Rosinen ein halbes Pfund, koche alles eine Weile in drey Peint Waßer, drücke dasselbe alsdann aus, und gebe es dem Pferde auf zweymal ein; thue auch noch in jede Portion ein Tschill Baumöhl hinzu, ehe man dem Roß diesen Trank eingiebt; man klystiere es auch mit Baumöhl und dem Weißen von drey Eyern, jede Woche dreymal. Endlich nehme man Süßfenchel Saamen, Süßholz und Liquorisball, thue dieses alles in Säckchen und binds an das Gebiß, thue ihm den Zaum an, und laße das Pferd alle Tage eine Weile daran kauen.

Das 8. Kapitel.

Von den Leberkrankheiten, und zwar erstlich von der Leberentzündung, und Geschwüre derselben.

Die Mängel der Leber sind mancherley, nemlich: 1. Entzündung derselben und Geschwüre daran. 2. Erkältung der Leber. 3. Verstopfung der Leber. 4. Die in ihr entstehende Gallenkrankheit. 5. So wie auch die aus ihr sich bildende Gelbsucht, und dergleichen mehr. Die Zeichen der Leberentzündung aus Erhitzung derselben entsprungen, sind folgende, nemlich: 1. Das Maul ist trocken und dürre. 2.

Die Zunge ist röthlich und schwärzlich. 3. Der Pferch oder Mist und Stall oder Urin stinken sehr, und sind saffrangelb. 4. Sauft das Pferd viel und frißt wenig. 5. Wendet es den Kopf oft gegen die Seite wo der Schmerz ist, wälzet sich oft herum, und kommt es auf die rechte Seite zu liegen, so wird die linke in die Höhe getrieben. Liegt es aber auf der linken Seite, so ziehet es die rechte Seite einwärts, um den Schmerzen auszuweichen. 7. Naget und beißet es sich oft mit den Zähnen. 8. Bekommt es auch zuweilen Krämpfe, die sich mehr oder weniger über den Körper ausbreiten. 9. Kann es nur mit vieler Beschwerniß stallen. Kur: Vor allen Dingen muß man den Leib besonders mit Klystieren, bestehend aus Molaßes und Baumöhl, offen halten. Ferner, nehme man Kümmel drey Loth, Salpeter ein Loth, Baumöhl ein halbes Peint, und gleichfalls so viel Flußwasser, mische alles unter einander, und schütte ihm solches auf einmal ein. Ein anderes: Man nehme Saffran für ein Fünfpensstück, Kümmel ein Loth, Baumöhl ein Tschill, und Gerstenbrühe ein Peint, mische alles zusammen, alsdann gieße es auf einmal ein, und wiederhole es etliche Mal. — Oeffne ihm beyde Bug = Adern, aber laße nicht zu viel Blut laufen. Endlich nehme man gebrannte Pferdekuochen, stoße sie zu Pulver, thue dazu Schwefelblust, rohen Schwefel, und Salpeter fein gemacht, und gebe dem Pferd zweymal in einem Tage jedesmal einen Löffelvoll. Dieses Pulver ist gut für irgend eine Krankheit, besonders aber für das Gelbe Wasser.

Das 9. Kapitel.

Von der Krankheit der Leber die aus einer kalten Materie oder Feuchtigkeit entsprungen ist.

Für diese Krankheit, welche ebenfalls sehr schmerzhaft ist, gebrauche man folgendes Mittel, nemlich: Man nehme Honig, Salpeter, Kümmel Saamen, und süße Milch, von jedem gleichviel, und etwas Baumöhl, koche dieses eine Weile zusammen, und gieße es dem Pferde lauwarm ein, und wiederhole es einige Mal. Ein anderes: Nehme Süßfenchelsaamen zwey Loth, Rosinen ein Viertel Pfund, Wermuthkraut zwey Händevoll, Wasser ein Quart, siede alles wohl, und alsdann schütte ihm solches auf einmal ein. Ein anderes: Man nehme Aloe sieben und eine halbe Unzen, Fenegrezium eine und eine halbe Unze, Venedische Seife und Süßfenchel von jedem zwey Drachmen. Dieses mache man mit Lattwerge an, so daß es sechs Kugeln giebt, und stecke dann dem Pferd über den andern Tag eine Kugel ins Maul. Diese Kugel larirt, und dienet zu sehr vielen Krankheiten. Bewahre die übrigen Kugeln im Keller auf, so kann man sie lange gut, und zum Gebrauch bereit halten.

Das 10. Kapitel.

Von verstopfter Leber.

Obgleich die Leber eines Pferdes zuweilen entweder durch Hitze, oder auch durch Kälte verstopft werden kann, so wie auch besonders durch eine cholerische oder gallichte Materie, so wollen wir auch hier von den gallichten Stoffen allein abhandeln. Die Verstopfung der Leber entsteht aus der cholerischen Materie. Denn, wenn dieselbe, welche von Natur weich und flüßig ist, nun aber außerordentlich dick wird, weil sie gegen den Lauf der Natur, allzulange in der Leber sitzen bleibt, dadurch zum Auslaufen untauglich ist, und also zur gehörigen Zeit nicht auslaufen kann; zumalen da die Pferde keine Gallenblase, wie andere Thiere haben, sondern statt derselben einen Kanal oder Rinne, durch welche solche gallartige Feuchtigkeit der Leber in die Gedärme geführt wird. Und wiewohl solcher Kanal weit genug wäre, die Galle aufzunehmen und weiter auszuführen, rc. so kann aber die Leber sich dieses Stoffes nicht entledigen, weil diese Feuchtigkeit zu sehr dick und zähe geworden ist, und deren Menge so sehr überhäuft geworden, daß die Leber gleichsam damit überschwemmt, und die Blutadern in derselben verstopft sind. Oder die Leber ist zu schwach, und daher unvermögend dieselbe auszutreiben. Oder wie schon erwähnt, sind die Gänge, durch welche die Leber diesen Stoff von sich schafft, dermaßen verstopft, daß sie weder cholerische noch melancholische Stoffe durch laßen; sondern in der Leber liegen bleiben, und alsdann allerhand gefährliche Krankheiten entstehen können. Dasjenige Pferd, welches mit dieser Verstopfung behaftet ist, hat folgende Erscheinungen oder Zeichen: 1. Es ist außerordentlich heiß am ganzen Körper, besonders aber an dem Bauch und der rechten Seite. 2. Hat es ein trockenes hitziges Maul. 3. Unauslöschlichen Durst. 4. Hat es an dem ganzen Leibe ein Jucken oder Beißen. 5. Reibt es sich sehr oft an den Wänden, so wie auch an den Mauern, und nagt sich auch mit den Zähnen. 6. Legt es sich selbst nieder. 7. Ist es verstopft, und kann wegen dem verhärteten Mist nur schwer und wenig misten. 8. Zuweilen strampfet es mit den Hufen an dem Bahren, an der Krippe, u. s. w. 9. Hat es finstere, neblichte Augen, wobey ihm oft das Gesicht vergeht. Kur: Vor allen Dingen muß man ihm den Leib mit Klystieren aus Baumöhl und Molaßes bestehend, offen halten, und sollte es nothwendig werden, mit der Hand den Mist von ihm nehmen. Alsdann nehme man drey Tschill Baumöhl, Alaun, Salpeter und Lorbeeren, von jedem einen Löffel voll, stoße dieses fein, man thue alles in ein Geschirr, und koche solches eine Weile, und nachher giebt man dem Pferd daßelbe lauwarm auf einmal zum lariren ein. (Diesen Trank kann man bey den meisten Krankheiten der Pferde anwenden.) Ein anderes: Man nehme Gerstenwaßer, Wermuth, Rheinfarn, und ein halbes Tschill Baumöhl, thue alles in ein Geschirr, koche es eine Weile, alsdann schütte es dem Pferde auf einmal lauwarm ein, und wiederhole diesen Trank etliche Morgen hinter einander nüchtern. Ein anderes: Man mache Stahl glühend heiß, halte Schwefel daran, so schmilzt der Stahl, welchen man in ein mit etwas Waßer angefülltes Gefäß tröpfeln läßt; man sammle nun die in das Waßer getröpfelten Körner, trockne dieselben und zerstoße sie zu Pulver; glühe dieses hernach in einem irdenen Gefäß oder Hafen wohl aus, bis die Maße braun wird, und alsdann reibe oder stoße man solches wieder zu einem feinen Pulver; nachher nehme man von diesem Pulver ein Loth, Aaronswurzel ein halbes Loth, und Wein ein Peint, mische alles unter einander, und laße es zwölf Stunden lang stehen, hernach schütte es dem Pferd auf einmal ein, und führe es eine Stunde lang langsam umher. Ein anderes: Wenn ein Pferd am ganzen Körper von dem Krampf befallen wurde, so schlage ihm eine Halsader, und laße das Blut so lange als es noch mit Unrath vermischt ist, fließen. Ist es noch nothwendig, so schlage ihm den andern Tag eine Blutader unter der Zunge auf; alsdann nehme Wein ein Quart, und Baumöhl ein halbes Peint, mische dieses unter einander, koche es ein wenig, und schütte ihm alles auf einmal lauwarm ein. Es entstehen auch zuweilen lebendige Igeln in der Leber, welche ein Finger breit lang sind; ihre Farbe ist schwärzlich gelb, und sie sind so lang als ein Käfer, bisweilen auch länger. Sie entstehen von schädlichen Dünsten, welche sich in der Luft befinden, und die Luft, Waßer, Weide vergiften. Da nun das Pferd diese schädlichen Dünste mit den Nahrungsstoffen zu sich nimmt, so ziehet die Leber dann mit diesem Nahrungsstoff auch diese Dünste an und in sich, und also entstehen dann diese Thierchen in der Leber. Diese Thierchen sind schwer oder oft gar nicht mehr zu entfernen. Die Zeichen sind: Das Pferd will nicht mehr freßen noch saufen, fällt am Leibe ab, und wird zuletzt taummellicht. Das Beste was ich dagegen erfunden habe, will ich nun beschreiben: Man nehme Krähenaugen, mache ein Rädchen davon fein, gebe dem Pferd jeden Tag eines davon im Futter. Ferner, gebe ihm auch jeden Tag etwas Antimonium unter Kleyen und Salz zu lecken. Man gebe ihm auch angebrühte Gerste und Kleyen unter seinem Futter. Der Stall muß mittelmäßig warm, rein, trocken und von allen Winden befreyet seyn. Auch soll man dem Pferd eine gute Streue geben. Endlich muß man es auch stets so anbinden, daß es sich nicht auf die rechte Seite legen kann.

Das 11. Kapitel.

Von der Galle und einigen davon herkommenden Krankheiten.

Die Pferde haben keine Gallenblase, wo sich die Galle ansammelt, so wie dieses bey anderen Thieren der Fall ist. Jer=

doch liegt in der Höhle des rechten Leber=Lappens, hinter und unter dem Stamm der großen Blutader ein Canal, welcher aus der Leber kommt, und die gallartigen Feuchtigkeiten in sich einnimmt. Dieser Kanal theilt sich wieder in zwey Große und weite Gänge, die sich wieder außerhalb der Lebersubstanz mitsammen vereinigen, und dann eine kleine Rinne oder Höhle bilden, in der Dicke einer Schreibfeder gleich. Auch bilden sich viele kleine Aestchen oder Gefäße, welche sich hin und wieder in der Substanz der Leber ausbreiten, und in ihrer Mitte kleine Mündungen haben, damit sie alle den gallähnlichen Stoff können in sich aufnehmen, und in den schon oben beschriebenen Kanal leiten; denn die Leber selbst sondert die Galle von dem Geblüt ab durch ihre eigene Kraft, durch diese Rinne, wie schon beschrieben worden ist, und sich etwas unter dem untersten Magenmund oder des Magenausgangs in den Zwölffinger=Darm mündet, und so die Galle in denselben ergießt. Bey einigen Pferden ist dieser vier, bey anderen aber acht Finger weit. Die Rinne, welche sich in den Zwölffinger=Darm mündet, hat ein dickes starkes Häutchen. Es bedienet sich die Natur dabey die Galle durch diesen Gang oder Rinne in die Gedärme zu leiten, so wie dies bey den Harngängen der Fall ist. Auch wird die Galle nicht alle auf einmal in die inwendige Höhle des Darms geführt; sondern sie kommt erst durch der Rinnemündung in die äußerste Haut des Darmes, da dann zwischen dieser und der zweyten Haut des Darmes, sich ein Raum befindet, der zwey Finger weit ist; durch diesen Raum läuft die Galle nun weiter hinab, bis sie zum Durchgang der zweyten Haut gelangt, wo sie sich dann in den Darm ergießt. Daß dieses also Statt finde, giebt uns auch der Mist, ꝛc. Zeugniß genug; denn derselbe ist oft gelb, und kommt demnach der Farbe der Galle sehr gleich. Da nun die Galle so sehr viel Einfluß auf den Körper hat, so müßen natürlich auch mancherley Krankheiten durch sie entstehen, als: Ueberfluß der Galle oder auch Mangel, Verdickung und Verhärtung derselben, ꝛc. Zuweilen gelanget auch die Galle durch den untersten Magenmund in den Magen, reitzt alsdann durch ihre Schärfe und Hitze den Magen, und wirkt auch reitzend auf die allda befindlichen Nahrungsstoffe ein, daß diese daher schneller ver=

dauen, aber auch wieder schneller, Anfangs wässericht und nachher mehr gelblicht als Mist ausgeworfen werden. Bisweilen wird auch die Galle in den Gedärmen durch Winde in ihrem weitern Laufe aufgehalten, oder auch aus andern Ursachen gehemmt, daß dadurch der Ausgang des Mistes und des Urins aufgehalten wird, wodurch zuweilen gefährliche, schmerzhafte und tödtliche Krankheiten entstehen können. Die Zeichen von überflüßiger Galle sind: 1. Das Weiße in den Augen, die Zunge, und die Ader unter der Zunge ist gelb. 2. Die Nasenlöcher stehen weit offen, wobey eine gelblichte Feuchtigkeit heraus fließt. 3. Der Mist ist dünn und etwas schwärzlicht. 4. Der Urin ist gelblicht. 5. Im Stehen reibet es sich, stellt sich wild als wenn es kollern wollte, und schlägt mit den Füßen von sich. Beym Liegen streckt es alle Viere von sich, wälzt sich herum, und kann nicht leicht wieder aufstehen. 6. Kommt ihm große Hitze aus dem Maul. 7. Der Bauch wird aufgetrieben, und es ist nicht im Stande die Blähungen oder Winde von sich geben zu laßen. Kur: Vor allen Dingen muß man den Leib offen halten, und zwar also: Man nehme zwey Quart Brühe in welcher fettes Schweinsfleisch gekocht wurde, thue hinzu drey Loth Honig, sechs Loth Schweinsschmalz, eine Handvoll Salz, und sieben Eyerdotter, koche dieses alles ein wenig, und klystiere das Pferd lauwarm damit; und wiederhole dieses etliche Tage nach einander. Drey Stunden nachdem die erste Klystier gegeben ward, laße man ihm die Leber Ader schlagen, und laße es wohl bluten, damit das schwarze Geblüt hinweg kommt. Nachher giebt man ihm am folgenden Morgen den nachstehenden Trank ein: Man nehme Galläpfel ein Loth, Tausendgulden Kraut eine Handvoll, und siede dies eine Weile in zwey Quart Honigwaßer, alsdann preße die Flüßigkeit wohl aus, und schütte dem Pferd eine Quart laulicht warm ein. Ein anderes: Man nehme zwey Händevoll Wermuth und eben so viel Rheinfarn, stoße dies in einem Mörser, thue es alsdann in eine Quart lauwarme Kuhmilch, und schütte dem Pferd solches auf einmal ein. Ein anderes: Wenn die Galle nicht allein zu dünn, oder auch gar zu sehr überflüßig ist, welches man daran erkennt wenn ihm der Bauch auflauft und keine Winde von sich laßen kann; dann laße zu ihm greifen, und den Mist von ihm hinweg nehmen. Nachher gebe man ihm sogleich ein Klystir, bestehend aus einem Tschill Baumöhl, eben so viel Eßig und Molaßes. Und dessen Trank muß laulicht warmes Waßer, und deßen Futter sollte grünes Gras seyn. Ist dies Letztere aber nicht zu haben, so thue man angebrühte Gerste unter das Futter, und bespritze das Heu mit warmem Waßer. Mache ihm eine gute Streu und reibe es oft am Leibe. Die Zeichen der trocknen Galle sind Folgende: 1. Der Bauch lauft ihm wegen der Beybehaltung der Winde auf. 2. Hat es am ganzen Körper große Hitze. 3. Ist es im Leibe verstopft, sowohl im Misten als auch im Stallen. 4. Kann es auch wegen großen Schmerzen nicht wohl liegen oder ruhen. 5. Das Maul und die Nasenlöcher sind ihm heiß anzufühlen. 6. Die Augen sind ihm dunkel, und das Sehen ist ihm sehr vermindert. 7. Auch zittert es bisweilen am ganzen Körper. Kur: Vor allen Dingen muß deßen Leib offen gehalten werden, und zwar durch jene Klystiermittel, welche im vorhergehenden oder 10ten Kapitel des zweyten Buches beschrieben sind. — Man nehme auch Folgendes zur Purgierung, nemlich: Zimmet und Mastix, von jedem ein halbes Quintchen fein gemacht, und Wein ein halbes Peint, mische solches zusammen und schütte es dem Roß auf einmal ein. Zuweilen schießt auch die Galle plötzlich aus der Leber in den Magen über, wobey das Pferd schnell krank wird, und manche wohl gar niederfallen und sich nicht mehr helfen können. Kur: Man nehme Knoblauch und Rheinfarn, zerstoße dies, thue es in drey Peint süße Milch, koche es, und schütte dem Roß zweymal des Tages ein Peint davon ein. Ein anderes: Man nehme eine Kröte, thue dieselbe in in drey Peint süße Milch, koche sie und rühre sie oft herum, bis sie vergeht, alsdann seihe alles durch ein Tuch, und gieb ihm ein Peint zweymal in ein am Tage ein. (Diese zwey letztern Tränke treiben besonders die Galle aus dem Magen.)

Das 12. Kapitel.

Von der Gelbsucht.

Die Gelbsucht ist eine Krankheit, in welcher sich die Cholus, oder Galle durch den ganzen Körper verbreitet, wodurch dann das Pferd auch in den Augen, und in den Adern unter der Zunge, so wie auch auf der Zunge selbst, augenscheinlich gelb wird. Der Ursprung davon, kommt von der übermäßigen Hitze der Leber, oder auch daher, wann der Gallenkanal, wodurch die Galle ihren Lauf hat, verstopft ist; bisweilen aber auch aus Mitleidenschaft der Milz, indem sich da die schwarze Galle, oder das schwarze Blut der Milz mit der Galleuleber verbindet oder vermischt. Trifft es sich zu, daß die übermäßige Hitze der Leber und die Verstopfung des Gallekanals zu gleicher Zeit da sind, so häuft sich dann die Galle immer mehr und mehr an, je länger es währet; denn die Galle kann wegen der Verstopfung nicht zu dem Darmkanal gelangen, und daher auch nicht mit dem Mist ausgeleert werden. Sie lauft daher zurück, und verbreitet sich dann mit dem Geblüt, durch den ganzen Körper, außerhalb durch alle Theile aus. Aeußerliche Ursachen sind außerordentlich große Hitze oder Kälte, wodurch das Geblüt durch den ganzen Körper entzündet und biliös wird; oder von Schlangenbißen, oder von andern giftigen Thierenstiche, (wie man solches unter dem Viebgeheck heißt,) welches Letztere später in den Kapiteln vom Biß giftiger Thiere beschrieben werden wird. Die Zeichen der Gelbsucht, durch eine hizzige Leber entstanden, sind folgende: 1. Das Pferd hat hellscheinende, gelblicht grünlichte Augen, aus welchen zuweilen eine Triefung heraus fließt, welche bald hart wird. 2. Ist das Maul heiß anzufühlen. 3. Die Nasenlöcher sind erweitert. 4. Die Adern unter der Zunge sind gelb. 5. Die Ohren und Lenden sind voller Schweiß. 6. Die Haut ist erstarrt und die gallichte Flüßigkeit sucht sich Ausgänge durch die Schweißlöcher. 7. Reibt sich das Pferd oft an den Wänden. 8. Der Mist und das Stallen sind sehr gelbbrann und dünne. Entsteht aber die Gelbsucht in Mitleidenschaft mit der Milz, so sind folgende Zeichen vorhanden: 1. Große Wehenklage um die Rippen auf beyden Seiten, welches bey der vorher beschriebenen Gelbsucht der Fall nicht ist. 2. Mag es nicht freßen, und jeder süße Trank widersteht ihm. 3. Der Mist, sowohl als das Stallen sehen grün-schwärzlich aus. 4. Hat es einen schweren Athem. — Die Zeichen der Gelbsucht von verstopfter Galle herrührend, sind: 1. Das Pferd fällt am Körper nicht ab, und hat auch keinen stroßen Durst. 2. Das Weiße in den Augen wird ganz gelb. 3. Das Stallen, oder Urin ist gelb=braun und dick, und der Abgang wenig. 4. Der Mist ist trocken und hart, und je länger er in den Gedärmen liegen bleibt, desto trockner und härter wird derselbe. Kur für alle diese Krankheitsformen: Vor allen Dingen muß man den Leib trachten offen zu halten; und dieses geschiehet durch die in dem 10ten Kapitel des zweyten Buches beschriebenen Klystiermittel. Alsdann muß man unter der Zunge, wie auch auf dem rechten vordern Bein eine Ader öffnen; alsdann nehme Salpeter einen Löffelvoll, Baumöhl ein Tschill, und Eßig ein Tschill, mische alles untereinander, und schütte es dem Pferd auf einmal ein. Ein anderes: Man nehme Betonien drey Händvoll und eine Handvoll Rheinfarn, siede dieses in drey Peint Wein, drücke die Flüßigkeit wohl heraus und schütte dem Pferd ein halbes Peint davon auf einmal lauwarm ein, und wiederhole dieses mehrmals. Ein anderes: Man nehme ein halbes Peint von der Brühe worinnen Schweinsfleisch gesotten wurde, thue hinzu drey Loth weißen Hundsdreck, und für ein Fünfpensstück Saffran, mische alles unter einander, und schütte solches dem Pferd auf einmal ein. Um das Gelbe in den Augen zu vertreiben, nehme man Flöhkraut, Corriander, und Sauerrampfer noch grün, drücke die Brühe heraus, und spritze sie in die Nasenlöcher ein. Der Stall muß im Winter mittelmäßig warm und dunkel, im Sommer aber frisch und kühl seyn. Dessen Futter muß Kleyen und angebrühte Gerste seyn.

Das 13, Kapitel.

Von der Wassersucht.

Diese Krankheit hat ihren Ursprung aus der überflüßigen wässerichten Menge und Materie, welche sich in die Organe oder Glieder des Pferdes hinein drängt, und dieselben hoch auftreibt oder aufschwellt, so daß sie dick werden und sich eine Geschwullst bildet. Die Wassersucht entsteht gewöhnlich aus der Leber, wenn diese zu sehr erkältet, unvermögend und so schwach ist, daß sie den in dem Magen verbreiteten weißen Saft, nicht in Blut umwandeln kann, sondern denselben mehrentheils zu Waßer oder auch zu Winden macht, oder auch zu einer kalten, dicken und zähen Maße umgestaltet. Ferner, wenn der Gallenkanal verstopft ist, der Magen schwach, oder die Gekrösadern verstopft und schwach sind, das Herz mit Krankheit behaftet ist, die Gedärme, Nieren, Milz, das Queerblatt, die Lunge und dergleichen mehr, nicht mehr in der Ordnung sind, können alle mehr oder weniger zum Entstehen der Waßersucht beytragen, so wie auch zur Schwächung der Leber. Da nun die Kraft der Leber, (wie schon bemerkt,) welche den aus dem Magen entleerten Magensaft in Blut verwandeln soll, aber so sehr geschwächt und erkältet ist, daß sie es nicht vollbringen kann, so müßen dann diese krankhaften, wäßerichten Feuchtigkeiten auf diese Art entstehen: Ferner, entsteht auch zuweilen die Waßersucht durch zu große Hitze oder Kälte, durch zu harte Arbeit, oder wenn das Pferd zu lange Zeit grobes, zähes Futter gefreßen hatte, oder wenn es sich an den Nieren wehe gethan hat, daß das dadurch geronnene Geblüt dort sitzen bleibt, oder sich Schleim an die Nieren setzet, und das Waßer verhindert daß es nicht durch dieselben zur Urinblase kommen kann, alsdann gehet das Waßer wieder in den Leib zurück, und bildet die Waßersucht aus. Es giebt dreyerley Arten der Waßersucht. Die äußerlichen Kennzeichen der ersten Art Waßersucht sind: 1. Das Pferd ist über den ganzen Leib, so wie auch über den Kopf sehr angeschwollen. 2. Drückt man auf diese Geschwulst irgendwo mit einem Finger, so bleiben die Gruben eine zeitlang stehen. 3. Geschwöllt der Kopf so sehr an, daß man alsdann auch keine Blutadern mehr daran sehen oder erkennen kann. 4. Die anderen Theile des Körpers sind trocken und hart anzufühlen; auch fallen die Haare häufig aus, wenn sich ein solches Pferd reibt oder kratzt. Kur gegen die erste Art, oder die Waßersucht, welche aus Erkältung der Leber, Milz und allen daraus entstehenden kalten Feuchtigkeiten entstehet, und sich im ganzen Körper ausbreitet. Vor allen Dingen muß man den Leib sowohl im Misten als auch im Stallen suchen offen zu halten; und zwar, nehme man eine Handvoll Petermännchen sammt der Wurzel, und eine

Handvoll Sassafras Rinde, von der Wurzel, schütte drey Peint Waßer darüber, und koche es wohl: alsdann nehme etwas von dieser Abkochung, vermische es mit einem und einem halben Tschill Baumöhl, und klystiere das Pferd des Morgens, ehe es gefreßen hat, damit. Man nehme gleichfalls wieder von dieser Abkochung ein halbes Peint, Baumöhl ein Tschill, und drey Eyerdotter, mische dieses durcheinander, und schütte es dem Pferd lauwarm ein. Ein anderes: Man nehme Aloe sieben und eine halbe Unzen, Venedische Seife eine halbe Unze, und Süßfenchel Oehl eine halbe Unze, menge dieses durcheinander, mache es mit Lattwerge an, und bilde sechs Kugeln daraus, davon gieb dem Pferd über den andern Tag eine dieser Kugeln zum Lariren ein. Man kann die übrigen Kugeln im Keller aufbewahren, und wenn man eine davon gebraucht, so spalte man ein Stöckchen auf stecke eine Kugel in die Spalte, und auf diese Art dem Pferd in den Hals, so daß es die Kugel schlucken muß. Sollen diese Kugeln nun sehr geschwind lariren, so thue noch in jede derselben ein Stückchen Teufelsdreck. Um das Wasser mehr zu befördern, nehme Sennesblätter eine Handvoll, Saffran ein Quintchen, gute Nägelein, Zimmet und Muskatenblumen, von jedem ein halbes Quintchen, siede alles eine Weile in drey Peint Wein, und schütte dem Pferd ein Peint des Tages, entweder lauwarm oder kalt ein. Ein anderes: Wenn alles nicht helfen wollte, so wäre dann endlich der Bauchschnitt oder Stich nothwendig, um die Haut zu eröffnen; doch muß man hierbey behutsam und vorsichtig seyn, daß man nicht zu viel Waßer auf einmal herauslaße, weil es sonst den Tod bewirkt. Um die Oeffnung zu machen, damit das Waßer heraus fließen könne, legt man das Pferd, verwahre es wohl mit Binden, alsdann faße die Haut mit zwey Fingern, weit unter dem Nabel, gegen den Rücken des Gemächs zu, mitten auf dem Bauch mit der linken Hand, und mache alsdann mit der rechten Hand, mittelst einem Meßerchen eine Oeffnung oder Spalte, welche sich auf die feste und starke Haut des Unterbauchs erstreckt, dann öffne auch, diese bis auf die Gedärme hinein, aber jedoch so behutsam als es möglich ist, alsdann schiebe ein Röhrchen von Meßing oder Kupfer in die Wunde, und unterstütze dann den Waßerabfluß, doch laße nicht mehr als ein Pfund Waßer täglich heraus; und also fahre täglich damit fort, bis alles Waßer abgezogen ist. Nach dem Waßerabfluß stopfe jedesmal die Mündung des Röhrchens zu, und laße es in der Wunde stecken bis zum andern Tage; alsdann ziehe den Stöpsel wieder aus dem Röhrchen und laße so viel Waßer als schon gemeldet worden, heraus, und auf diese Art wird fortgefahren so lange es nöthig ist. Hat man nun das Röhrchen herausgezogen, so steckt man ein mit Werrig umwickeltes Hölzchen in die Wunde, damit diese nicht zu frühzeitig zuheile. Ist aber endlich alles Waßer abgezogen, so heilt man diese Wunde gleichwie andere Wunden zu, welches am besten durch die Anwendung von Haberöhl bezweckt werden kann, und welches bereitet werden kann wenn man ein Stück alten Speck nimmt, und solches voll Haber=Körner steckt, und es nachher am Feuer anzündet und dieses während dem Brennen über ein Gefäß mit Waßer hält, so daß die Tropfen vom Speck ins Waßer fallen; nachher nehme man solches vom Waßer ab, und bewahre es auf. Dieses Haber=Oehl ist sehr nützlich, und heilet irgend einen alten Schaden. Das Futter sollte Weitzenkleyen, angebrühte Gerste mit etwas Wachholderbeeren vermischt, seyn. Das Heu muß mit warmem Salpeter Waßer angefeuchtet werden. Und der Trank muß aus warmem Waßer mit etwas Salpeter, ein wenig Weinstein, so wie mit etwas Wachholderbeeren vermischt, bestehen, und wie schon angemerkt, laulicht warm zu saufen gegeben werden. Um die Leber wieder zu stärken, nehme man Calmus, Gewürz Nägelein und Muskatnuß, von jedem ein Wenig, vermische es mit einem halben Peint Wein, und schütte es dem Pferde ein. Die andere Art der Waßersucht, A s c i d e s genañt, entsteht von Verstopfung und Verhärtung der Milz; indem, wenn die Gekrös= und Milz=Blutadern verstopft sind, wird dadurch der Magen erkältet, und die Leber geschwächt. Ferner, kann auch diese Waßersucht entstehen, wenn z. B. das Pferd sich an den Nieren wehe gethan hat, so bekommt es zuweilen geronnenes Geblüt daselbst; oder es setzt sich auch so viel Schleim an und in den Nieren an, daß das Waßer nicht hindurch kann; alsdann gehet es wieder zurück in den Leib, und bildet also diese Krankheit. Die Zeichen dieser

Waßersucht sind: 1. Ist der Unterbauch im Anfange sehr dick angeschwollen und hart anzufühlen; gleichfalls sind die Hinterschenkel, sammt dem Geburtsglied und dem ganzen Geschröt sehr hoch aufgelaufen. 2. Ist dagegen der Ueberrest des ganzen Körpers trocken und gleichsam dürre. 3. Innerhalb des Leibes empfindet das Pferd, wenn es sich reget oder schüttelt ein Getöse oder Gerinsel als wenn man ein Geschirr mit Waßer, welches nicht ganz voll ist rüttelt oder schüttelt. 4. Das Athmen fällt ihm sehr schwer, denn das Waßer mit welchem der Leib angefüllt ist, drückt das Zwerchfell so sehr, daß das Pferd sich nicht wohl bewegen kann, und folglich so schwer athmen muß. 5. Kann es nicht vorwärts gehen; es strecket die Vorderbeine gegen das Maul zu gewaltig hinaus, so wie auch die hintern Schenkel gegen den Schwanz zu; es mag weder freßen noch saufen weil ihm der Magen zu sehr erkaltet und geschwächt ist. 6. Geht mit großer Beschwerde sehr wenig und harter Mist von ihm, so wie ebenfalls auch nur wenig Waßer. Es zittert mit den Füßen und bekommt zuletzt ein Fieber, welches das unfehlbare Zeichen des Todes ist. 7. Es wirft sich oft wegen großen Schmerzen auf die Erde, seufzet und stampfet auch mit den Füßen. Kur: Vor allen Dingen muß man dem Pferd den Leib offen halten, sowohl im Misten als im Stallen, doch mit dem Unterschied, daß da die Oeffnung oder der Schnitt muß vier Fingerbreit von dem Nabel gegen der Brust zu, geschnitten werden, um das Waßer und den Wind herauszulaßen. Ein anderes gegen diese drey Krankheitsarten zu gebrauchen: Man nehme Brennesseln mit der Wurzel, Lorbeeren oder deßen Holz, Rinde von Sassafraswurzel, wie auch Wachholderbeeren, thue alles zusammen in ein Geschirr, und koche es eine zeitlang in Waßer, alsdann schütte Morgens und Abends dem Pferd ein Peint davon ein; thue es in einen Stall wo anderes Vieh gestanden hat, reiße dann sogleich den Mist im Stalle auf, so wird es bald stallen; schütte ihm auch zwischen der Zeit ein halbes Tschill Turpentingeist in frischem Wasser ein. Ferner mache starke Aschenlauge, thue Haberstroh hinein, und Koche es eine Weile, alsdann wickle das Pferd damit ein, und decke es mit Stroh gut zu, damit es recht schwitzet, alsdann reibe es recht ab. Dieses eben beschriebene Mittel hilft auch für das

Sperrmaul, oder Lockjaw genant. Endlich muß man dem Pferd, wenn es den Lockjaw dabey hat, und sehr am Schwitzen ist, etliche Adern aufhacken, und viel Blut laufen lassen, alsdann wird das Maul aufgehen, und sich der Lockjaw verlieren.

Das 14. Kapitel.

Von der Schwindsucht.

Die Schwindsucht ist nicht das Schwinden, so an irgend einem Glied sich zuweilen zuträgt, sondern es ist eine innerliche Krankheit der Lungen u. s. w. Sie entsteht von zerrissener Lunge, durch einen Fall, Schlag, vorhergehende Lungenentzündung rc. woraus sich dann endlich die Lungengeschwüre bilden, und so ist dann die Schwindsucht eingetreten. Auch liegt der Eiter lange in und auf der Lunge; durch starken Husten entstehen sodann Risse in der Lunge, und dann wird der Eiter oder Jauche rc. ausgeworfen. Je länger das Pferd mit dieser Krankheit geplagt wird, desto mehr nimmt es ab, bis es endlich fällt, und je länger je magerer wird. Die Kennzeichen dieser Krankheit sieht man vor Augen. Kur: Gieb solchem Pferd bisweilen eine Larierkugel ein, wie schon mehrmals bemerkt wurde, so ebenfalls mehrere Baumöhl-Klystiere, damit das Pferd gehörig offen gehalten wird. Nachher gebe ihm alle Tage zwey Löffel voll gebrannte und gepulverte Pferdeknochen (das von den Beinen ist das Beste.) Thue auch dazu etwas Salpeter und Schwefelblüthe, mische Alles zusammen, und gebe es wie oben angegeben wurde; über den andern Tag gebe einen Thee-Löffellvoll Salmiak.

Das 15. Kapitel.

Von der Milz und ihren Krankheiten.

Die Milz besteht aus einer weichen, lockeren und schwammichten Substanz, welche an der linken Seite zwischen dem

Magen, und untersten oder hintern Rippen liegen. Man glaubt, daß sie das Geblüt von der Melancholie reinige und dünner mache, indem sie es von der Leber an sich ziehet. Sie kann sich daher wegen einer geringen Ursache auf allen Seiten ausdehnen, sich ausbreiten, oder erheben, und das alsdann hinzuströmende Geblüt zu viel in sich aufnehmen. Alsdann entstehen entweder dünne, oder zuweilen auch dicke Dämpfe aus ihr, die erwähnten Stoffe rinnen in der Milz mehr zusammen, und stocken dann endlich. Daher kann dann das aus der Leber kommende Blut nicht mehr gereiniget werden. Diese Fehler und Gebrechen kommen gemeiniglich daher, wenn das Pferd eine lange Zeit nichts als grüne Früchte, frisches Gras, oder sonst kalte und zähe Nahrung gefreßen hat, durch feuchte oder sumpfige Orte, Weiden, langes stehen, oder vieles kaltes Waßer saufen. Auch kann diese Krankheit entstehen, wenn die Milz zu viel der natürlichen, dünnen und fließenden Feuchtigkeit in sich aufgenommen hat. Auch ist zuweilen die Milz mit Schleim umgeben und verstopft; oder das mit der Leber verbundene Schwarze Geblüt, ist selbst für sich einer Melancholie unterworfen; oder die Milz ist zu schwach geworden, so daß sie das Geblüt nicht zu rechter Zeit von sich laßen kann, oder sonst mangelhaft und verstopft ist. Die Kennzeichen dieser Aufblähung und Verhärtung der Milz, sind nicht bey allen Pferden, wenn auch mit dieser Krankheit behaftet, gänzlich gleich; sondern je nachdem die Krankheit bedeutender oder geringer ist. 1. Daher haben dann einige Pferde einen großen und dicken Bauch, welcher oft auf der linken Seite rauh und uneben anzufühlen ist, sie athmen dabey oft und geschwind. 2. Ziehen einige die Rippen auf der linken Seite mehr über sich als auf der rechten; sie seufzen oft und viel, und werden jeden Tag magerer; auch können sie nicht wohl auf der linken Seite liegen. 3. Bey einigen ist der Bauch groß, dick und härtlich, jedoch auf der linken Seite mehr als auf der rechten. Die Geschwulst ist zuweilen so hart und ausgedehnt, daß man solche mit den Händen einwärts drücken kann. Das Athmen ist oft, viel, und geht langsamer als sonst ihre Gewohnheit ist. 4. Bey einigen, wo der Unterbauch groß und dick ist, weil sich die Flüßigkeit aus der

Milz, in das ganze Netz ausgebreitet hat; dabey nießt das Pferd wenn es gehet oder arbeitet; wendet, wegen den großen Schmerzen im Gehen und bey der Arbeit den Kopf bald hieher bald dahin. Diese Krankheit bekommen die Pferde meistentheils im Frühjahr, wenn sie sich mit frischem Gras zu sehr überfüllen. Im Anfang ist diese Krankheit leicht zu kuriren, ist sie aber einmal recht eingewurzelt, so ist sie entweder sehr schwer oder gar nicht mehr zu beseitigen. Kur: Vor allen Dingen muß man dem Pferd den Leib, sowohl im Misten als auch im Stallen offen halten. Man stecke ihm daher von Zeit zu Zeit eine Larierkugel ins Maul, (wie bereits beschrieben worden ist,) und klystiere es zuweilen mit Baumöhl. Um die Aufblähung und Verhärtung der Milz zu beseitigen, nehme man auch Tarr, Fischöhl und Schweineschmalz, von den zwey letzteren Stoffen etwas mehr als Tarr; thue Alles in ein Geschirr, und laße es über dem Feuer recht vergehen, und schmiere das Pferd so warm ein, an der linken Seite, als es dies leiden kann, und beräuchere es etlichemal mit der schon mehrmals beschriebenen Räucherung. Ein anderes: Man nehme Lorbeeren, oder Lorbeerenholz, Sassafrasrinde und große Schlangenwurzel, alles zerstoßen, und man thue es in ein Geschirr, koche es eine Weile in Waßer, und alsdann schütte man dem Pferd von dieser Abkochung ein Peint auf das Futter; und will es nicht freßen, so schütte ihm einige Morgen hintereinander ein Peint davon ins Maul. Man nehme auch guten Tarr, rühre solchen unter frisches Waßer, laße solches eine Weile stehen, damit der Tarr sich auf den Boden des Gefäßes sezzet, alsdann gebe man dem Pferd des Abends ein Peint von dem Tarrwaßer ein, und halte eine Woche jeden Abend damit an. Ferner, nehme man Stahl, mache denselben beym Feuer glühend heiß, und halte Schwefel daran, damit der Stahl schmelzet, stelle einen Eimer mit Waßer unter, damit die Tropfen in denselben hinein fallen, nachher nehme man die hinein gefallenen Tropfen oder Körner wieder heraus, und trockne dieselben, alsdann thue diese Maße in einen neuen erdenen Hafen, und brenne alles recht hart, machs dann zu Pulver, und gebe dem Pferd in der Zwischenzeit jedesmal zwey Theelöffel voll auf dem Futter. (Dieses Pulver ist gut zu irgend einer langwierigen Krankheit.)

Das Futter muß angebrühte Gerste seyn, und muß jedesmal etwas Schwefelblüthe darunter gemischt werden.

Das 16. Kapitel.

Von dem Herzen.

Das Herz ist in einem Thier das edelste und vornehmste Werkzeug oder Organ, wovon das Leben abhängt. Dieses ist nun auch vielen und mancherley Krankheiten unterworfen, welche alle sehr gefährlich sind, und bald tödtlich werden können, wenn nicht schnell gute Hülfsmittel und großer Fleiß angewendet werden. Die Herzkrankheiten sind mancherley als: das Herzwehe, Herzzittern, die Ohnmachten, das Herzegesperre, und die Pest von giftiger Thierbisse herrührend und dergl. mehr, welche sehr schnell dem Thier das Leben nehmen können. 1. Das Herzwehe, besteht in einer unangenehmen, schmerzhaften Empfindung, wodurch das Pferd so träge und matt wird, daß es sich kaum aufrecht halten oder bewegen kann; ja bisweilen wird der Schmerz so groß und heftig, daß es in einem Augenblick dadurch getödtet wird, wenn es nicht sogleich Hülfe erhält. Diese Krankheit ist gewöhnlich unheilbar. Die Ursache, wodurch das Herzwehe entstehet, sind äusserliche und innerliche. Aeusserliche Ursachen sind: zu schnelle Erhitzung oder Erkältung, oder wenn das Pferd grossen Hunger oder Durst leiden muß; oder zu vieles kaltes und blähendes Futter gefressen hat; so wie auch durch gefrorners Wasser saufen; oder es steht in einem dumpfen Stall, oder sonst an einem rauchigten Ort stehen muß; denn solches erstickt die Herzenswärme, und benimmt ihm sogleich das Leben. Gleichfalls ist auch die Pest einer der ärgsten Feinde des Herzens; so wie auch der Biß giftiger Thiere. Innerliche Ursachen sind: schlechte und verdorbene Stoffe im Körper, sie seyen hitzig oder kalt, welche die Kräfte des ganzen Körpers zu sehr vertheilen, und machen so das Thier schwach und matt. Wieder andere Feuchtigkeiten sind dem Herzen wegen ihrer Menge zu einer Last, und umgeben dasselbe ringsherum, so auch die verbrannte Galle welche sich zuweilen in und um das Herz durch die Luftadern in Dunstgestalt verbreitet; so auch die Wärme welche aus dem obersten Magenmund hinaufsteigt; so auch durch die aufsteigenden Dünste welche entweder von verdorbenen Geblüt oder Galle aus dem Magen oder sonst woher kommt, und zu dem Herzen aufsteiget, wovon auch oft das Herzgesperr seinen Ursprung hat; so auch durch grosse und heftige Krankheiten derjenigen Theile, welche nahe beym Herzen liegen, oder sonst in Mitleidenschaft mit ihm stehen, als: Da sind das Gehirn, die Herzkammern selbst, die Lunge, die Leber, der oberste Magenmund, und dergl. mehr. Die Kennzeichen des Herzwehes sind: 1. das Pferd zieht den Bauch und die Weichen ein. 2. Läßt es den Kopf hängen. 3. Schlägt es die Augen gegen die Erde nieder, und hat solche voll thränender Feuchtigkeiten. 4. Schlägt es den Kopf gegen den Boden. 5. Beisset es sich selbst in die Weichen. 6. Ist es am Geschröte und Geburtsgliedern geschwollen. 7. Schwitzet es bisweilen an den Füssen so wie auch über den ganzen Körper. 8. Fällt das Pferd wenn man es gehen lässet auf die vordern Knie, weil es sich am ganzen Körper, besonders aber in dem Kopf nicht wohl u. schwach fühlet, u. so steigt endlich die Schwachheit aufs Höchste. 9. Zittert es mit ausgedehnten Nerven, bis es endlich gar dahin fällt, und zu Grunde gehet; ehe es aber völlig todt ist, läßt es die Ruthe des Gemächs herabhangen, ziehet die Weichen ein, und läßt den Urin tropfenweise von sich fallen. Die Kennzeichen des Herzzitterns sind, daß es dem Pferd um das Herz herum, wie auch in den Schultern und vorderbügen unerdenklich und unnatürlich klopfet; dabey ist die Nase, so wie auch Ohren kalt; es ist über den ganzen Körper mager, die Haut klebt gleichsam an den Rippen an; auch ist der Rücken steif. Die Zeichen der Syncope oder Ohnmacht sind wie folgt: Entsteht die Ohnmacht auf das Herzwehe, so wird das Pferd ganz matt, träge und kraftlos, fällt dahin als wenn es todt wäre, ist in seinem Kopf ganz verwirrt, hat eine kalte Nase und gleichfalls auch kalte Ohren; zieht die Geburtstheile zurück, und die Lenden heftig ein, macht einen hohen knorrichten Rücken, hat einen rothen Harn, welchen es tropfenweise von sich gehen läßt, bis die Krankheit fast zu Ende gehet, da es denn endlich die Ruthe seines Gemächs, wie auch die Zunge heraushängen läßt, und dann dieselbe kaum wieder zurück zu bringen im Stande ist, weil es aller seiner Stärke und Kräfte beraubet und der Tod sehr nahe ist. Alle diese Krankheiten lassen sich, weil sie das Herz, als des Lebensquelle und Ursprung ergreifen, nicht leicht erkennen, und somit auch schwer vertreiben, und erfordern einen überaus fleißigen und erfahrnen Pferde Arzt, und dazu fast einerley Kur und Mittel, ohne daß man in der einen stärkere Sachen als in der anderen gebrauchen muß; aber man stelle das Pferd in einen trocknen Stall, laße es los, und bestreue den Stall mit Balsam, Peneroil und Rheinblumen. Diese hier beschriebenen Kräuter kann man im Sommer Trocknen und zum Wintergebrauch aufbewahren.

Das 17. Kapitel.

Von dem Herzzittern.

Wenn das Herzzittern seinen Ursprung unmittelbar in dem Herzen hat, so ist es gefährlich und bringt oft das Thier schnell und geschwind um das Leben. Ist ein also plötzlich ergriffenes Pferd nicht gänzlich todt, so kann man ihm so geschwind als möglichst ein halbes Peint Eßig und drey Löffelvoll Imber zusammen mischen und auf einmal einschütten. Auch schlage ihm die beiden Lungen Adern auf, welche beiderseits an der Sattelgurt liegen. Auch ist noch zu bemerken, daß das Herz so heftig klopfet, daß es sich weit vor- und rückwärts ausdehnet und beweget, so daß man manchmal die Bewegung von aussen sehen kann, besonders wenn das Pferd dabey noch hart arbeitet, und hält das Herz an sich, wodurch es immer mehr klopfet, bis endlich die Herzadern sich ganz verstopfen oder auch zerreissen. Entsteht aber das Herzklopfen durch Uebertragung von irgend einem Theil auf das Herz, welches mit dem Herzen Gemeinschaft hat, so kann man zwar, obgleich sie gefährlich und schwer zu beseitigen ist, doch noch mit folgenden Mitteln, welche die Kälte und Blähungen (die sich zuweilen auch auf das Herz werfen) vertreiben, sowie auch erwärmen, und die durchgänge der Luftlöcher eröffnen, und den Lebensfunken wieder anregen. Die Blähungen welche vorher in diesen Orten verschloßen waren, wenn sie denn da einen Ausweg finden, und gelangen zu dem Herzen, so ergreifen sie das Herz mit sehr grosser und rascher Gewalt, und bringen die schon beschriebene Krankheit hervor. Kur: Man nehme Nägelein, Zimmetrinde feingemacht, und Imber, von jedem zwey Eßlöffelvoll, thue dieß in ein Peint Wein, (oder ist kein Wein zu haben so nehme ein Peint Eßig,) u. dann schütte es dem Pferd auf einmal ein. Decke das Pferd recht gut zu, führe es herum daß es schwitzet, und reibe es dann recht gut ab. Ein Anders, man koche Haberstroh in Lauge, und wickle das Pferd mit dem Stroh recht warm ein; auch stelle noch einen Kübel voll recht warme Lauge unter das Pferd, darnach lasse ihm die schon beschriebene zwey Lungenblutadern schlagen. Endlich nehme Schwefel, Salpeter und Schwefelblust von jedem gleichviel, mische dieses Alles durch einander, und gebe ihm Anfangs zweymal des Tags einen Löffelvoll mit dem Futter zu fressen; späterhin gebe man ihm solches alle Woche zweymal mit dem Futter, so wird diese Krankheit nicht mehr kommen.

Das 18, Kapitel.

Von der Syncope, (oder der gefährlichen Ohnmacht des Herzens.)

Wenn das Pferd von einer gefährlichen Ohnmacht überfallen wird, wobey die Empfindung, ꝛc. mehr oder weniger erloschen ist, so muß man sobald als es möglich ist, ihm wieder zu seiner Empfindung verhelfen; man nehme daher verklopften Knoblauch und stecke ihn dem Pferd in die Nasenlöcher; oder man nehme gemahlenen Pfeffer und halb so viel dürren Schnupftoback, und mische dieß durcheinander, und blaße ihm mit einem Röhrchen davon in die Nasenlöcher ein. Wasche auch den ganzen Kopf mit frischem Wasser, worauf bald ein Nießen erfolgen wird; spritze ihm auch Wein in die Nasenlöcher ein. Ferner, nehme Salz, Alaun und Eßig, vermische Alles zusammen, und reibe ihm die Zunge und die

Zähne wohl damit; reibe auch, um die natürliche Wärme wieder herzustellen, die Schenkel stark und öfters. Sobald es nun wieder zu sich kommt, so lasse man ihm eine Zeitlang Ruhe, man gebe ihm zartes und weiches Futter, nemlich, man mische Waizenkleyen und etwas Salpeter unter das Futter; und obgleich es in der Regel voll Geblüt ist, so soll man ihm doch, weil es die Krankheit zu sehr abgemattet hat, nicht gleich im Anfange zur Ader lassen; sondern es muß sich allmählich zuerst wieder erholen. Gieb ihm nachdem die Ohnmacht vorüber ist, Sauerrampfer und etwas weniges Isop in Wasser gekocht, fünf Tage nach einander ein Peint ein, alsdann lasse dem Pferd zur Ader; so wie auch schmiere ihm mit Baumöl und Eßig den obern Theil des Kopfes. Zuweilen entstebt auch die Ohnmacht durch Würmer; wogegen man, die Mittel anwendet, welche in dem Kapitel von den Würmern beschrieben worden. Manche nennen dieß die Fallende Sucht, aber es ist eine Ohnmacht.

Das 19. Kapitel.

Von dem Herz Gesperr.

Das Herzgesperr ist diejenige Krankheit, welche eigentlich nicht von dem Herzen entspringet, sondern aus dem Magen, (da er durch Sympathie und Harmonie mit dem Herzen Gemeinschaft hat,) entstehet, das ist, wenn nemlich die im Magen sich befindenden Würmer zu deßen Magenmund aufsteigen, oder sonst verletzt wird, oder die Schmerzen des Magens, nicht allein das Herz, sondern auch die das Zwerchfell u. s. w. ergreifen, daß diese Krankheit entstehet, und zuweilen auch tödtlich wird. Die Zeichen des Herzgesperrs sind: 1. Das Pferd ist schwach und kraftlos, die Lenden sind ihm eingefallen und die Rippen erheben sich langsam. 2. Wird es heftig und geschwind schlähbäuchig. 3. Schlägt es die Augen nieder und sieht traurig aus. 4. Schwellen ihm die Knie und die Knicken, und strauchelt wenn es geht. 5. Das Geschröte läuft auf, und fängt an zu schwitzen, obgleich es ruhet. Kur: Vor allen Dingen muß man den

Leib des Pferdes offen halten, und folgenden Einguß anwenden: Man nehme gemahlnen Pfeffer, Lorbeeren und Salpeter, von jedem einen Löffelvoll, Baumöhl ein halbes Peint, Wein ein Peint, mische Alles untereinander, und schütte es dem Pferd auf zweymal ein. Ein anderes, man nehme ein wenig Teufelsdreck, einen Löffelvoll Salpeter, vier Löffelvoll Honig, und ein halbes Peint Eßig, mische Alles untereinander, und schütte es dem Pferd auf zweymal ein. Ein anderes, man nehme gemahlnen Mostard, (oder Senf,) und Teufelsdreck, von jedem einen Theelöffelvoll, Honig ein Tschill, Waßer und Eßig, von jedem ein halbes Peint, mische Alles untereinander, und schütte es dem Pferd auf einmal ein. Schmiere ihm auch die Brust mit gleichen Theilen Fischöhl und Turpentin Geist, und gebe ihm gute Wartung und Pflege, so wie im vorhergehenden Kapitel beschrieben wurde.

Das 20. Kapitel.

Von dem Magen im Allgemeinen.

Der Magen ist nebst dem Herzen und dem Gehirn eines der vorzüglichsten Theile in einem jeden Thier, und auch vielen Krankheiten unterworfen, nemlich: 1. Schmerzen und Beleidigungen, so wie auch Blähungen in demselben. 2. Schlechte Verdauung. 3. Unersättlicher Fraß, sonst auch der Wolfs= oder Hundshunger genannt. 4. Verdruß des Futters, oder auch Verstoß genannt. 5. Vom Futter=Ueberfreßen, oder auch die Pler genannt. 6. Wenn ein Pferd etwas schädliches, es sey was es wolle, in sich gefressen hat, als: Wolfskraut, Spinnen, Hühnermist, indem die Hühner denselben manchmal in die Krippen legen, wie auch Leim, Erde, Tücher, oder Lumpen, und dergleichen mehr, so wie auch schädliches Trinkwaßer. 7. Magenwürmer. 8. Leibschmerzen. Alle diese Krankheiten entstehen in dem Magen, und werden in den folgenden Kapiteln besonders beschrieben.

Das 21. Kapitel.

Von den Schmerzen, welchen der Magenmund unterworfen ist.

Dieser Schmerz des Magenmundes, und dergleichen mehr, kommt entweder aus einer sich in ihm selbst entwickelten Gasart, oder einer andern regelwidrigen Feuchtigkeit her, so wie auch durch Trennung derjenigen Theile, welche von Natur aus sollten miteinander verbunden seyn, und dergleichen mehr. Die Ursachen sind zweyerley, äusserliche und innerliche.— Aeusserliche Ursachen sind: Wenn die Pferde etwas kaltes, besonders Eiswasser gesoffen oder große Kälte erlitten haben; lange Zeit junges Gras gefressen haben, welches mit Reif überzogen, oder oben gefroren war, welches gewöhnlich im Frühjahr oder Herbst zu geschehen pfleget; oder sonst blähende und giftige Sachen gefressen oder gesoffen haben.— Innerliche Ursachen sind: scharfe, durchnagende, beißende, giftige Stoffe, welche sich im Magen oder sonstigen Theilen angesammelt haben; so wie auch durch Würmer, besonders die sogenannten Käferwürmer, welche zuweilen an dem obern Magenmunde hinaufsteigen, und denselben, als den empfindlichsten Theil des Magens, benagen und beißen, wodurch bisweilen ein so heftiger Schmerz entstehet, welcher dem Pferd sehr leicht den Tod verursachen kann. Läßt man nach dem Tod ein solches Pferd öffnen, so wird man um den obersten Magenmund herum, viele blutrothe kleine Würmer finden, welche des Magens erstes Häutchen durchnaget haben. Die Kennzeichen dieser Krankheit, welche von den scharfen Feuchtigkeiten oder Würmern herkomen, sind: 1. Ist das Pferd traurig, hängt den Kopf und frißt nicht. 2. Wird ihm zu weilen das Maul gesperrt, welches ein gewisses Zeichen ist, daß die Käferwürmer den Magen und obersten Magenmund mehr oder weniger durchbißen haben, was in dieser Krankheit ein gewisses Zeichen des baldigen Todes ist. 3. Verliert es alle Stärke, so daß es nicht mehr im Stande ist zu gehen.— 4. Ist bisweilen der Mist mit Schleim vermischt; es bekommt ein allgemeines hitziges Fieber, wobey jedoch die Schenkeln kalt und trocken bleiben. Auch stellt sich ein allgemeiner kalter und tödtlicher Schweiß ein, welcher so stark wird, daß die Tropfen bis auf die Erde herabfallen; er fängt gemeiniglich an dem untern Theil des Bauches an, kommt von da an den Kopf, und von da verbreitet er sich (die Schenkeln ausgenommen,) über den ganzen Körper. 5. Die Augen und Nasenlöcher hängen voller Unrath. Die Zeichen des Magenschmerzes welche aus Blähungen entstehen sind: 1. Ein solches Pferd fällt oft und viel auf die Erde und wälzt sich auf derselben herum. 2. Wenn man mit der Hand in den Mastdarm hineingreifet, dann findet man denselben nicht allein dick und aufgebläht, sondern auch mit wenigem Mist beladen, welches entweder von Blähungen, scharfen und giftigen Feuchtigkeiten, oder von Käferwürmern herkommt. Dieß ist sehr gefährlich, und woferne man nicht bey Zeiten gehörigen Fleiß anwendet, ehe das innere Magenhäutchen zernagt ist, denn wenn dies geschiehet, so ist es um das Pferd gethan. Kur: Vor allen dingen muß man den Leib mit Klystieren und Larieren offen halten. Will der Mist nicht aus dem Mastdarm gehen, so ziehe man denselben mit der Hand heraus; alsdann nehme man Rheinfarren, Wermuth oder Raute, koche es ein Weile in Wasser, nehme von dieser Brühe, und thue in dieselbe Baumöl und etliche Eyer, rühre dies gut durcheinander, und Klystiere das Pferd lauwarm damit, und wiederhole diese Klystiere etlichemal. Nachher nehme man Rheinfarn, koche ihn in Wasser und drücke die Flüssigkeit aus, und dann thue etwas Alaun dazu, und schütte dem Pferd Morgens und Abends ein Peint ein, und wiederhole dieß einige Zeit fort. Ein Anderes, nehme Schweinfleischbrühe thue Rheinfarn, Raute und Wermuth hinein und koche Alles zusammen eine Zeitlang, aldann presse die Flüssigkeit aus, und thue dann vier Löffelvoll Honig, zwey Löffelvoll Salz, und sieben Eyerdotter dazu, mische alles gut zusammen, und Klystiere das Pferd lauwarm damit. Ein Anderes, man nehme Safran ein wenig, so auch etwas Antimonium, thue dieß in ein Peint Wein, laße es über Nacht stehen, dann schütte ihm des Morgens diesen Trank ein. Ferner, nehme man Teufelsdreck, Knoblauch und Langenpfeffer, thue dieß Alles in ein Säckchen und binde es dem Pferde an das Zaumgebiß, und thue ihm den Zaum an. Wenn man dem Pferd zuweilen Rheinfarn und Alaun auf das Futter giebt, so bekommt es diese Krankeit nicht.

Das 22. Kapitel.

Von dem Vielfraß, der Wolfs- oder Hundshunger genannt.

Diese Krankheit plagt und schwächt das Pferd sehr, und bringt dasselbe auch öfters so weit, daß es ohnmächtig wird und dabey ganz von Sinnen kommt. Halten diese Anfällen lange an, und kehren sie oft zurück, so muß das Pferd denn zu Grunde gehen. Diese Krankheit hat ihren Ursprung von starken Strapatzen in großer Kälte, und wenn das Pferd bald darauf in einem kalten Stall gestellt wird, und man es dabey noch großen Hunger leiden läßet, so auch wenn man es zu unrechtmäßiger Zeit stets füttert; dadurch kommt der Magen in Unordnung, wird inwendig leer, erkältet, unvermögend und blöde, und es entwickelt sich eine beißende Säure und Schärfe in ihm, oder auch von Würmern in dem Magen.— Die Zeichen dieser Krankheit sind: 1. Biegt sich das Pferd von großem Hunger oft zurück, und wird gleichsam aufgezehrt. 2. Es zittert, schwankt und geht ganz unsicher. 3. Es kann oftmals wegen großer Blödigkeit und Empfindlichkeit des Magens den Hunger fast nicht länger ausstehen, nimmt sehr ab, und fällt vor Schwachheit nieder auf die Erde. 4. Frißt es die Streu und Mist unter sich auf. Kur: Nehme Dram oder Rum u. Oehl, vermische dies zusammen, und reibe etwas erwärmt damit den Unterbauch und die Lenden ein.— Man nehme auch zerriebenes Brod ein Pfund, Nägelein und Zimmet von jedem ein Quintchen, guten Eßig eine Quart, mische Alles untereinander, und schütte es dem Pferd auf zweymal in 3 Stunden ein. Ein Anderes, man nehme sehr feines Mehl ein Pfund, Eyerdotter zwölf Stück, Wein ein Peint, gemahlenen Pfeffer und Nägelein, von jedem ein wenig, Baumöhl ein Tschill, mische Alles untereinander, und schütte es auf einmal ein. Ein Anderes, nehme Flöhkraut, frisch Weißeichenlaub oder dessen Rinde, die letztere kann entweder frisch oder trocken seyn, Koche dies in Wasser, und schütte dem Pferd täglich zweymal ein halbes Peint ein. Der Stall muß warm, trocken und mit einer guten Streue versehen seyn; unter das Futter mische Weizenkleyen und weißen Weinstein etwas, und gebe auf diese

Art das Futter öfters, aber nicht so viel auf einmal, sondern Anfangs wenig, und so wie die Verdauung sich bessert, so gebe allmählig mehr, bis diese Vermischung nicht mehr nothwendig ist. Das Getränk muß laulicht seyn, und mit Weizenmehl vermischt werden.

Das 23. Kapitel.

Von des Magens schwacher oder übler Verdauung.

Diese Krankheit ist nichts Anders als eine Schwächung und Abnahme der natürlichen Kräfte des Magens. Daher kann er auch das in ihn gelangte Futter und Trank nicht gehörig verkochen oder verdauen; sondern der Nahrungsstoff bleibt unverdauet; deswegen kann dann auch keine Nahrung zur Leber gelangen, sondern das Futter geht in lauter Mist, und der Trank fast gänzlich in Harn über. Die Ursachen sind erstlich, wann der Magen mit zu viel Futter und Trank überfullt wird, oder eine zu große Menge Feuchtigkeiten in demselben selbst ist, wodurch die Verdauung verhindert, und die Nahrungsstoffe nicht können verkocht werden. Zweitens entsteht diese Krankheit auch, wenn verdorbene Feuchtigkeiten, welche sich entweder im Magen bilden sich in die Häute des Magens ergießen, und diese gleichsam als einen Schwamm ausdehnen, und seine Kräften schwächen; besonders wenn noch viel Galle dazu kommt. Die Zeichen dieser Krankheit sind: 1. Frißt ein solches Pferd viel, und leidet doch dabey Hunger. 2. Es nimmt sehr am ganzen Körper ab, wird schmal und hängt den Kopf unter sich. 3. Die in dem Magen befindlichen Nahrungsmittel verwandeln sich in lauter Mist, welcher sehr hart von ihm geht. 4. Gehet das Futter zuweilen wieder ganz von ihm ab. 5. Es will oft und viel saufen. Kur: Vor allen Dingen soll man den Leib offen halten, und die im 21sten Kapitel des 2ten Buchs beschriebenen Klystiermittel auch hier anwenden, und dreymal in der Woche ihm eine solche Klystier geben. Man gebe ihm auch zuweilen zwey Quintchen Antimonium in dem Futter zu fressen. Ein

Anderes, man nehme Seifenwasser ein Peint, und schütte es dem Pferd auf einmal ein. Ein Anderes, nehme grünes Weißeichenlaub und Wermuth, drey Peint Wasser, koche es darinnen, und schütte dem Pferd Morgens und Abends ein Peint davon ein, wobey man noch in jedes Peint zwey Löffelvoll geriebenen Merrettig zu thun hat. Ein Anderes, man nehme drey Tschill Eßig, drey Löffelvoll Imber, zwey Löffelvoll gemahlenen Pfeffer, mische es zusammen, und schütte es auf einmal ein.

Das 24. Kapitel.

Von dem Verdruß des Futters oder der Verstoß genannt.

Diese Krankheit entsteht aus mancherley Ursachen, neml. 1. Wenn das Pferd in großer Hitze oder großer Kälte stark geritten oder gefahren wird, und man demselben alsdann geschwind Futter vorleget, es sey auch so wenig als es wolle. Wen man ein Pferd im Frost und kalter Winterzeit stark reitet und erhitzet, und den Schweiß nicht sauber abwischet; sondern es in dem Schweiß stehen läßet, und noch dazu in einen kalten Stall stellet. 3. Verstopfungen der Leberadern, wenn nemlich, dieselben so verstopft sind, daß sie das Geblüt der Leber nicht an sich ziehen, noch in den Körper vertheilen können. 4. Durch zu häufiges Aderlassen, wodurch den Theilen, besonders aber der Leber die Kraft benommen wird, thätig zu würken. 5. Oder auch durch zu häufige und anhaltende durchläufe. Die Zeichen dieser Krankheit fallen scheinbar in die Augen; dann das Pferd will nicht fressen; es hat ein trockenes Maul und einen heißen Athem. Kur: Vor allen Dingen muß man den Leib offen halten, und zwar gebe man ihm eine Klystier von warm gemachtem Schweinschmalz, hernach steche ihm den Gumen, und alsdann reibe ihm das Maul mit Salz und Pennenroil. Zwey Stunden darnach gebe ihm folgenden Einguß ein: Man nehme wilden Flachs und Rheinfarn, von jedem zwey Händevoll, koche dieses in drey Quart Wasser eine Weile, und wenn es durchgeseiet ist, so schütte dem Pferd ein Peint davon lauwarm ein, gebe auch in jedes Peint ein Löffelvoll feingemachten Alaun, und wiederhole dies zweymal in einem Tag. Ein Anderes, man nehme zerstoßenen Pfeffer und auch gestoßenen Knoblauch, so wie auch Salz, und reibe dem Pferd die Zähne damit. Ferner bähe einen Schnitten Brod, streue Salz und Honig darauf, und gieb's dem Pferd zu freßen. Ein Anderes, nehme drey Häupter oder Köpfen Knoblauch, stoße ihn ein wenig, mische ihn unter ein Peint Eßig, und schütte ihm dies auf einmal ein. Dann muß auch: 1. Der Stall ziemlich warm seyn. 2. Soll man ihm kein anderes Futter als Kleyenfutter geben. 3. Das Maul soll man öfters mit Salz, Eßig, Teufelsdreck und verklopften Knoblauch auswaschen, so wie auch die Zunge und Zähne damit reiben.

Das 25, Kapitel.

Wenn sich ein Pferd am Futter überfressen, sonst auch die Blähung genannt.

Dieses entstehet, wenn man einem Pferde, welches in der Hitze geritten wurde, bald darauf zu viel trockene Gerste, Haber, Korn, Kleyen, guten fetten Klee, und überhaupt gutes Getraide, zu viel auf einmal zu fressen giebt und es bald darauf saufen lässet, wodurch der Ausgang des Magens zugeschlossen, und der Magen selbst aufgebläht wird; da alsdann auch der Leber, u. s. w. keine Nahrung zugeführt werden kann, wodurch die Nerven und sonst verschiedene Theile geschwächt werden. Auch trägt es sich bisweilen zu, daß das Futter im Magen anfängt zu quellen oder zu gähren, wodurch zuweilen der Magen gerreißet oder zerspringet. Die Zeichen sind: 1. Das Pferd fängt an aufzuschwellen. 2. Die Augen werden ihm dunkel. 3. Die Senn- oder Spannadern dehnen sich aus. 4. Es fällt endlich dahin, seufzet und siehet immer nach der Seite hin, wo sich der Schmerz befindet. 5. Es kann bisweilen weder gehen noch stehen, auch den Harn nicht lassen, und läßt die Ruthe oft und viel heraushängen. 6. Fällt es nieder, so wirft es sich von einer Seite zu der andern, und kann schwerlich mehr aufstehen. Auch bekommt es viele Winde oder Blähungen in dem Bauch, welche es sehr plagen.— Kur: Vor allen Dingen muß man dem Pferd an den Beinen zur Ader lassen; den Leib durch folgendes Klystier offen halten, man nehme neun Eyer, ein halbes Tschill Salz, ein Tschill Baumöhl, mische Alles untereinander, und gebe ihm solches als ein Klystier. Ein Anderes, man nehme ein halbes Peint Schweineschmalz, mache es recht warm, reibe es recht dick mit Brodgrummen oder Brodbrossen, und schütte es auf einmal ein. Ein Anderes, man nehme eine Handvoll Salz, guter Eßig, 1 Peint mische dieß unter einander und schütte es auf einmal ein. Ein Anderes, nehme Aloe ein Loth, Theriak zwey Quintchen und Wein ein Peint, mische Alles zusammen, und schütte es auf einmal ein. Das Pferd soll man 1. oft sich Bewegung machen lassen, warm zudecken, und eine gute Streue machen. 2. Mache Schweineschmalz warm, vermische es mit reiner Holzasche, und reibe damit zuweilen die Weichen und den Bauch, besonders wo es immer hinsieht, gut ein.

Das 26. Kapitel.

Wenn ein Pferd etwas nachtheiliges gefressen hat, was besonders hier vom wilden Köhl der Fall ist. Die Kennzeichen daß ein Pferd wilden Köhl gefreßen hat, sind: 1. Das Pferd wird matt und kraftlos. 2. Die hintern Schenkeln sind gespannt, und werden durch diese schädlichen Feuchtigkeiten eingezogen, welche die Nerven daselbst auch verletzen. 3. Das Pferd wanket hin und her, kann nicht wohl gehen, und fällt es nieder, so kann es nicht wieder aufstehen, so lange bis der eingefreßene Unrath mit dem Mist wieder abgegangen ist. Kur: Vor allen Dingen muß man ihm ein Klystier geben, um den Leib offen zu halten; alsdann nehme Lorbeeren und etliche dürre Feigen, zerreibe sie in süßer Milch, und schütte dies dem Pferd auf einmal ein. Die Kennzeichen daß das Pferd Wolfskraut gefreßen, sind: Das Pferd bekommt den Schwindel und fällt darnieder; der ganze Körper wird unvermögend und schwach. Kur: Man lasse ihm eine Ader öffnen, gebe ihm ein Klystier, und folgenden Einguß ein: Man nehme ein Tschill Baumöhl, das Weiße von neun Eyern, ein Tschill süßen Rahm, ein halbes Peint süße Milch, rühre Alles gehörig durcheinander, und schütte es auf einmal ein. Hat ein Pferd Wütherich gefreßen, so sind folgende Kennzeichen: Der Kopf wird ihm schwer, und taumelt umher; ein anderes wüthet auch sehr. Dagegen gieb ihm folgenden Einguß: Man nehme Schwefel, Salpeter und Schwefelblüthe von jedem einen halben Löffelvoll, thue dies in ein halbes Peint Eßig, und schütte es ihm auf einmal ein; dabey kann man ihm auch ein Klystier geben. Die Zeichen daß ein Pferd Quakstern oder Phlegm genannt, grüne oder rothe Käfer, die auf der Weide oder dem neuen Heu sich befinden, gefressen hat, sind: 1. Der Leib ist ihm aufgelaufen. 2. Es mistet wenig und oft. 3. Es holt langsam und schwer Athem. 4. Es ist nicht im Stande etwas zu fressen. Kur: Man soll ein solches Pferd warm reiten und den Gaumen stechen. Ferner, nehme Rheinfarn koche denselben in Wasser, alsdann nehme von dieser Abkochung ein Peint, thue etwas Alaun hinein, und schütte dem Pferd es auf einmal lauwarm ein, und wiederhole dies etlichemal also. Ein Anderes, man nehme Baumöhl ein viertel Pfund, Fischlacke ein halbes Peint, mische es zusammen, und schütte es dem Pferd auf einmal ein. Man kann nachfolgende Recepte, welche gegen Spinnen und andere Insecten dienen, gebrauchen. Hat ein Pferd Spinnen oder andere Insekten als Käfer, Heuschrecken rc. auf der Weide oder im Stall gefressen, so sind die Zeichen folgende: 1. Lauft ihm der ganze Leib, so wie auch das Geschröt und die Nasenlöcher auf. 2. Sind bald auf dem Pferde mehrere Bläschen, gleich wie Blutgeschwüre wahrzunehmen. 3. Im Harn erscheinen Fasern wie bey Spinnweben. Kur: Man nehme Rheinfarn, Raute und Wermuth, koche Alles in süsser Milch, und schütte dem Pferd zwey Peint in einem halben Tag ein. Ein Anderes, man nehme Eicheln ein Viertel Pfund, Koche sie in einer Quart Milch, presse sie aus, und schütte sie dem Pferd lauwarm auf einmal ein. Hat ein Pferd Hühnerkoth oder Federn gefressen, so sind die Zeichen folgende: 1. Das Pferd wird gepeinigt, als wenn es das Bauchwehe hätte. 2. Wälzet es sich herum. 3. Bekommt es einem scharfen Husten. Kur: zerreibe Venetianische Seife im warmen Waßer; von dieser Seifenbrühe schütte ihm ein Peint ein. Ein Anders, man nehme Säuohrenblätter, drücke die Brühe heraus, und gieb ein Tschill davon dem Pferd auf dem Futter zu fressen. Wenn das Pferd dieß so nicht freßen wollte, so schütte es ihm dann mit etwas süßer Milch ein. Man kann die Säuohrenblätter trocken oder dürr werden laßen und aufheben; denn sie haben fast den Vorzug vor allen Kuren, und gegen die schädlichen Stoffe, welche in diesem Kapitel beschrieben wurden. Wenn man sie trocken aufbewahren will, so muß man vorher den Saamen an ihnen abstreifen. Sie vertreiben einiges Gift in dem Heu, wenn dieß mit Säuohrensaft oder Abkochung davon mit Salzwasser dabey gespritzt wird.

Das 27. Kapitel.

Von vergiftetem oder ungesundem Trinkwasser.

Die faulen, trüben und ungesunden Waßerarten werden Veranlaßungen zu vielen Krankheiten der Pferde; nicht nur daß sie allein schon selbst an sich schädlich sind, sondern sie führen auch bisweilen allerley Ungezieser mit sich, welches, so es die Pferde in den Leib bekommen, wenn auch nicht plötzlichen Tod, doch denselben allmählig verursachen. Darunter sind hauptsächlich die Egeln begriffen, welche sich während dem Saufen entweder in die Nasenlöcher, unter die Zunge oder Kehle anhängen, oder gar mit dem Waßer in den Magen gelangen. Sind Egeln in die Nasenlöcher gekommen, und haben sich da voll Blut gesoffen, so spritze Oel mit Salz vermischt in sie hinein, so fallen sie herab und kommen heraus. Wenn sie aber weit unten im Halse sitzen, dañ kann man sie mit einem Instrument herausziehen oder abzwicken. Sind sie aber bereits im Schlund, dann werden sie durch das ausgesaugte Blut sehr dick und groß; man muß dann ein hohles Röhrchen, mit einem wollenen Tüchelchen umwickeln, mit Fischöl beschmieren, und den Schlund damit auf- und abstoßen; oder stecke ihm Tar in den Hals. Sind sie aber gar in den Magen gekommen, so nehme dann Fischlack und Fischöhl, von jedem ein halbes Peint, vermische dieß zusammen, und schütte es dem Pferd auf einmal ein.

Das 28. Kapitel.

Von den Würmern welche in dem Magen und den Gedärmen wachsen oder entstehen.

Die Würmer welche den Pferden in dem Leib, besonders aber in den Gedärmen wachsen, haben ihren Ursprung meistentheils in innerlichen Ursachen, als: Aus Unrath, Schleim, faule und unverdaute, dicke und phlegmatische Stoffe, und verursachen nicht allein, daß ein Pferd nicht zunehmen kann, sondern sie tödten auch zuweilen daßelbe, und zwar in kurzer Zeit; denn wenn sie den Magen und die Gedärme durchfreßen haben, so fällt ein Pferd plötzlich todt dahin. Sie entstehen in dem Magen, in dem dünnen und dicken Gedärme oder Sack bis in den Mastdarm, und erzeugen sich allda aus faulem Futter, ungesunder und fetter Weide; fetten Schrotfutter, wenn das Pferd es nicht gewohnt ist, und dergleichen Ursachen mehr. Die Magenwürmer sind wie die kleinen runden Käfer, der Farbe nach röthlich oder braun, haben spitzigte hornigte Mäuler, mit welchen sie sich in die Magenhäute, wie eine Holzschraube festmachen, und so die Häute durchnagen; da sodann das Pferd, wenn keine Mittel angewendet werden, zu Grunde gehen muß. Diese Krankheit wird die Bats genannt. Die andere Art Würmer halten sich auf in den Gedärmen oder Sack genannt; sie sind an Gestalt den Regenwürmern gleich, jedoch etwas breiter als diese, und werden zuweilen sehr groß; sie machen Nester in diesem Gedärme, und allmählig durchnagen sie auch daßelbe, da alsdann das Pferd zu Grunde gehen muß. Die dritte Art Würmer sind in dem Mastdarm, und wachsen da aus faulem Koth. Die Zeichen der Käferwürmer, oder Bats sind: 1. Am Hintern zu Ausgang des Mastdarms hängt eine Feuchtigkeit, einer Bohne gleich, welche nichts anders als Eiter ist, und von dem Beißen der Würmer herrührt; denn wenn sie keine Nahrung haben, so greifen sie den Magen und das Gedärme an. 2. Wälzt und wirft sich das Pferd gemeiniglich auf dem Rückgrat herum, weil es die Schmerzen am meisten dort fühlet, indem die Röhre des Magens theils am Rückgrat angeheftet ist, während das Pferd frißt, steigen die Würmer auch aufwärts und hängen sich an den Magen an, alsdann springt das Pferd wieder auf, lauft eine kurze Strecke ganz gerade aus, streckt die Nase vorwärts als wenn die Nüßschüsser es quälten; dann fällt es wieder nieder, legt sich auf das Kreuz, drehet sich auf den Bug so hoch es kann; ziehet die vordern Füße nach der Brust zu, und steckt den Kopf unter sich. 3. Hat es noch dabey das Maulgesperr, alsdann ist es hohe Zeit zu helfen, sonst ist das Pferd innerhalb vier und zwanzig Stunden ein Raub des Todes. Es ist hier noch zu bemerken, daß mehrentheils die Weid-Pferde solche Käferwürmer am meisten bekommen; besonders wenn sie bald nach der Weide fettes Schrotfutter freßen. Kur: Vor allen Dingen soll man dem Pferd Knoblauch, Teufelsdreck und langen Pfeffer in ein Säckchen thun, und an das Gebiß binden, und den Zaum anlegen. Ferner süße Milch ein Quart, Eyerdotter elf Stück, Zucker ein Viertel Pfund, mische Alles untereinander, und Klystiere es mit einem Rohr oder Klystierspritze. Alsdann nehme Krähenaugen zwey Rädchen, mache sie fein, süße Milch und Molasses von jedem ein Peint, thue Alles zusammen, und koche es eine Weile, alsdann schütte es dem Pferd auf einmal ein; welches unfehlbar alle Würmer tödtet. Auch kann man ein Rädchen zuweilen fein machen, und es dem Pferd mit dem Futter geben; die Würmer mögen ihren Sitz an irgend einem Theile haben, so gehen sie daran zu Grunde. Obgleich Krähenaugen unter die Pflanzengifte gehören, so kann man sie doch wie eben angegeben wurde, dem Pferde herzhaft und ohne Furcht geben. Ein Anders: Man nehme rothen Präcipitat eine halbe Unze und vermische ihn mit hinreichend Butter, forme eine Kugel daraus und stecke sie dem Pferd in das Maul, Sey aber vorsichtig daß nichts davon in die Luftröhre komme, denn sonst könnte das Pferd leicht daran zu Grunde gehen. Steche nachher dem Pferd den Gaumen, und laß es das Blut hinunter schlucken. Ferner, koche Rheinfarn in Eßig und thue nach der Abkochung

Alaun dazu, alsdann schütte ihm ein Peint auf einmal ein, und nach zwey Stunden wieder ein Peint. Die zweite Art Würmer, welche sich in dem Gedärme oder Sack genannt, aufhalten, erkennt man aus folgenden Zeichen. 1. Das Pferd wälzt sich herum, 2. Es beißt sich in die Seiten und Rippen. 3. Es sperret oft das Maul auf. 4. Es hat Schaum auf der Zunge 5. Es schlägt sich mit den Hinterfüssen an den Bauch. Kur: Zur Vertreibung dieser Würmer kann man alle diejenigen Arzneyemittel anwenden, welche bey der ersten Wurmgattung schon beschrieben wurden; dennoch kann man noch weiter anwenden, als: Man nehme Pfirsichlaub drey Händevoll, koche es in einer Quart Milch, thue noch etwas Teufelsdreck hinein, und schütte es ihm auf einmal ein. Ein anderes, man nehme Menschenkoth so viel man will, Eßig ein Peint, mische es zusammen, und schütte es dem Pferd auf einmal ein. Bey der dritten Art der Würmer, welche sich in dem Mastdarm und After aufhalten, sind die Zeichen Folgende: 1. Das Pferd wird dadurch in einen solchen Zustand versetzt, daß es weder das Futter zu sich nehmen, noch das Wenige davon verdauen kann. 2. Wirft es den Schwanz ohne aufhören hin und her, und reibt den Hintern oft an der Wand. Man kann alle diejenigen Mittel auch hier gebrauchen, welche in der ersten und zweyten Art Würmer angegeben wurden. Doch kann man es noch dabey mit Fischöhl klystiren, ehe es etwas gefreßen hat. Endlich kann man, wenn ein Pferd von den Würmern getödtet ward, solches öffnen, die Magenwürmer heraus nehmen, und dieselben dürren, sie zu Pulver machen, und dem Pferd zuweilen einen Meßerspitzen voll auf dem Futter geben. Oder will es nicht freßen, so schütte es ihm in einer Peint süßen Milch ein, welches alle Würmer bey den Pferden tödtet.

Das 29, Kapitel.

Von dem Leib- oder Bauchgrimmen der Pferde; und zwar erstlich von der Darmgicht.

Das Leibgrimmen ist eine schwere, schmerzhafte, heftige und oftmals tödtliche Krankheit, welche einem Pferde, wofern nicht bald Rath geschaft wird, leicht und geschwind das Leben hinwegnimmt. Es wird in zwey Arten unterschieden, nemlich in die Darmgicht und die Kolik. Von der ersten Art, als der Darmgicht, wollen wir in diesem Kapitel handeln. Die Darmgicht entsteht in einem Eingeweide oder Darm, welchen man Colon nennt; er liegt rückwärts gegen die Hüften, und wird durch diese Krankheit auf einmal ganz Enge zusammengezogen und verstopfet ꝛc. Die Ursachen sind. Unverdaunng des Futters, von zu vielem füttern desselben, wodurch die Verdauung gestöhrt wird. Ferner, wenn ein Pferd den Unflath, welche die Hühner in die Krippe gelegt haben, durch Freßen in den Bauch bekommen hat, wodurch der Darm von hartem Mist verstopft und entzündet wird; so auch wenn man ein Pferd zu viel kaltes Waßer saufen läßet, es tief in kaltes Waßer reitet, oder sonst nach gethauer schwerer Arbeit, besonders in der Winterzeit in der Kälte stehen läßt. Gleichfalls blähendes Futter, welches viele Winde macht; Geschwülste des Gekröses und der Eingeweide, wodurch das Gedärme zusammengedrückt, und der Mist in demselben verhärtet wird; von Würmern, welche sich in dem Gedärme verwickeln, oder sonst dergleichen. Dadurch wird dann das Gedärme heftig ein= und zusammengezogen, verstopft und verschloßen, und also entstehet dann leicht von dem dicken zähen Stoff, Entzündung und Apostemen in dem Gedärme, oder auch wenn die Gallrinne verstopft und verschloßen ist, so daß die Galle nicht zu dem Gedärme gelangen kann, und dann nicht auf die Austreibung des Mistes wirken kann; oder endlich wenn ein Pferd zu sehr triwellirt wird, daß es dadurch das Stallen und Misten übergangen hat. Die Zeichen sind: 1. Das Pferd kann den Mist im natürlichen Gang nicht von sich geben, sondern stoßt ihn mit großen Schmerzen durch den Rachen und die Nasenlöcher heraus; dabey kann es weder ruhen noch rasten. 2. Wälzt es sich wegen großer und häufiger Aufblähung, welche es in dem Bauch und um den Nabel herum empfindet, mit solchem Ungestüm herum, daß es auch zuweilen davon zerspringt, und zu Grunde geht. 3. Es schnauft und ächzt mit großer Mühe. 4. Es wirft sich nieder auf die Erde und steht wieder auf. 5.

Es fängt zuweilen an zu zittern, und wird über den ganzen Körper kalt. 6. Es kann nicht stallen. 7. Der Athem ist kurz und keuchend. Die Eingeweide ziehen sich mehr in einander und girren oftmals. Auch bilden sich erhabene sichtbare Beulen und Knollen in der Seite aus. Der Bauch läuft wie eine Pauke auf, welches daher kommt weil das untere Gedärme verstopft ist, weswegen der Unrath nicht durch den After abgehen kann, und weswegen dann die Natur einen andern Weg sucht, und gezwungen wird den Mist über sich durch das Maul und die Nase auszustoßen. 9. Ist der Tod nahe, so bekommt das Pferd einen kalten Schweiß über den ganzen Körper. Kur: Vor allen Dingen soll man das Pferd mit einer Decke warm bedecken, und mit Baumöhl oder Schweineschmalz die Hände schmieren und mit denselben in den Mastdarm fahren und den verhärteten Mist da herausnehmen, dann alsbald darnach ehe sich die Gedärme über- und ineinander geschoben haben, so geschwind als möglich ein erweichendes Klystier aus Baumöhl und Molasses bereitet, geben. Sollte aber dasselbe sogleich ohne Erfolg wieder abgehen, so gebe ihm geschwinde ein anderes aus Baumöhl und Schweineschmalz von jedem ein Tschill, Eyerdotter sieben Stück, mische Alles untereinander, und Klystiere das Pferd lauwarm damit, und halte ihm ein warmes Tuch eine Zeitlang vor den After, damit das Klystier nicht soglich erfolglos von ihm gehen möge. Ferner, nehme man Sennesblätter drey Loth, Weinstein, Flachssaamen, Fenchel, und Kümmel von jedem zwey Loth, und Gerste zwölf Loth, koche Alles zusammen in drey Quart Wasser, bis der dritte Theil davon eingekocht ist, dann preße die Brühe aus, und schütte alsdann von der durchgeseihten Abkochung dem Pferde alle zwey Stunden lauwarm oder kalt ein Peint ein. Nachdem nehme Hühnermist, acht Loth, Salpeter einen Löffelvoll, Schweineschmalz ein Tschill, Eßig ein halbes Peint, mische Alles zusammen, und Klystiere das Pferd damit. Sobald der Leib geöffnet ist, soll man dem Pferd eine Ader schlagen, und eine Weile bluten laßen. Ferner, nehme man Lorbeeren, Pfeffer, Salpeter (alles zerstoßen,) von jedem einen Löffelvoll, Baumöhl ein Tschill, Wein oder Eßig ein halbes Peint, mische Alles zusammen, und schütte es dem Pferd auf einmal ein. Ein Anderes, nehme Rheinfarn, koche ihn in Wasser, preße die Brühe aus, alsdann schütte etwas gepülverten Alaun hinzu, und schütte dem Pferd ein Peint davon lauwarm oder kalt auf einmal ein. Ein Anderes, man nehme Mausöhrlein und Angelika, koche dies eine Weile in Waßer, nachher drücke die Brühe aus, und thue in ein Peint Brühe zwey Theelöffel voll Wachholderöhl, und schütte es dem Pferd lauwarm oder kalt auf einmal ein. Das Pferd muß: 1. Gut zugedeckt seyn, und nach dem Einschütten herumgeführt werden. 2. Das Futter soll gekochte Gerste und Haber mit Salpeter bestreuet seyn.

Das 30. Kapitel.

Von der Kolik.

Diese Krankheit hat ihren Namen daher weil sie gemeiniglich in einem Darm entsteht, welcher Colon heißt, und entwickelt sich daselbst aus einem phlegmatischen und blähenden Stoff, oder aus einer schwarfen beißenden Galle, dicken Blähungen oder Winden, Verstopfung und Verhärtung des Mistes und allerley äußerlichen und innerlichen Ursachen, wovon auch die Darmgicht entsteht. Die äusserlichen Ursachen der Kolik sind: Wenn die Pferde allzustreng arbeiten müßen, und in der Hitze kaltes oder sonst schädliches, faules und stinkendes Waffer saufen, oder schimmlichtes Heu freßen; oder in einer allzuheißen Luft lange stehen müßen; denn solches Alles bringt faullichte Blähungen und trocknet den Mist in den Gedärmen aus. Die innerlichen Ursachen der Kolik, sind: Blähungen welche in dem dicken Darm Colon genannt, verschlossen bleiben, weil die Verstopfung die Winde und den Mist nicht durchgehen läßet. Die Zeichen sind: 1. Geht das Pferd mit den Vorderfüßen schwankend. 2. Es legt sich oft nieder, krümmet sich zusammen, Zieht alle vier Füßen zu sich hin, liegt mehrentheils auf der rechten Seite, und ziehet die Nase gegen die Brust. 3. Es nöthigt sich öfters zum Stal=

len. 4. Stehet es mit ungestümm auf, siehet nach seinem Bauch, welcher sehr dick und aufgebläht ist. 5. Es beißt sich bisweilen in die Seite, lenkt das Maul oft gegen den Rücken zu und seufzet. 6. Es fällt oft plötzlich auf die Erde nieder und steht bald hernach in einem Hui wieder auf, und wendet sich bald dahin, bald dorthin. 7. Es bekommt einen engen und kurzen Athem, und wenn der Tod nahe ist, so hat es einen allgemeinen kalten Schweiß; es läßt die Ruthe heraushängen, hat eine kalte Nase so wie auch kalte Ohren, welche alle Zeichen des herannahenden Todes sind. — Kur: Vor allen Dingen greife man mit einer fettig beschmierten Hand zu ihm, und nehme den Mist aus dem Mastdarm, alsdann klystiere das Pferd mit warmem Schweinsschmalz und Schmierseife. Ferner, nehme man wilden Flachs und Rheinfarn, koche dieses eine Weile in Waßer, drücke die Brühe aus, alsdann nehme man ein Peint davon und thue einen Löffelvoll gepulverten Alaun hinein, und schütte es dem Pferd auf einmal ein. Und auf eben diese Art gieb ihm in zwey Stunden wieder so viel. Ein anderes, man nehme Teufelsdreck, löse ihn in einem Peint heißem Waßer auf, und schütte dieses dem Pferde alsdann lauwarm ein. Ein anderes, man nehme ein Peint Sauerkraut Brühe, und schütte dieselbe dem Roß auf einmal ein. Die Sauerkraut Brühe ist gut gegen irgend einige Verstopfung der Pferde. Ein anderes, man nehme so geschwind als diese Krankheit anfängt, langen Pfeffer, Knoblauch und Teufelsdreck, thue alles in ein Säckchen, und binde es an das Gebiß, und steche ihm den Gaumen.

Das 31. Kapitel.

Von dem Durchbruch oder Durchlauf der Pferde.

Der Durchbruch ist dreyerley Art. Die erste Art wird Magen= und Milch=Durchfall oder auch Ruhr genannt, indem da das eingefreßene Futter wieder ganz roh und unverdauet alsobald durch den After hinweg gehet, dabey hat aber das Pferd keine Schmerzen, jedoch ist bey dem Milchdurch=

fall, oder Ruhr das Futter etwas verdauet, geht aber mehr schleimigt ab. Die andere Art wird die weiße Ruhr genannt, in welcher das Pferd alles verdaute Futter dünn und wäßerigt durch den After von sich gehen läßet. Die dritte Art wird die rothe Ruhr genannt; bey welcher das Roß große Schmerzen hat. Der Mist ist dünn, schleimigt und mit Blut vermischt. Zuletzt gehen sogar Fäserchen von den Gedärmen mit hinweg. Diese dreyerley Ruhrarten oder Durchbrüche entstehen von äußerlichen und innerlichen Ursachen. Die äußerlichen Ursachen sind, verdorbenes Futter, so entweder in allzugroßer Menge gefreßen wurde, oder sonst schimmlicht, verdorben und schädlich ist, als: Gefrornes Gras und dergleichen mehr, wodurch die Verdauung geschwächt wird, und nachher allerley zähe, verdorbene Feuchtigkeiten in ihm entstehen. Die innerlichen Ursachen sind: Catharrhe, welche in großer Menge aus dem Kopfe sich in den Magen verbreiten. Dadurch wird derselbe nicht allein erkältet, sondern auch schlüpfrig, blöde und weich gemacht, so daß er hernach mit Geschwüren behaftet wird; da sodann aus dem Hintern, eine, Theils weiß wäßerigt und Theils sehr stinkende Flüßigkeit herausläuft, und das Roß sehr schwächt. In diesem Kapitel wollen wir nun von der ersten Art des Durchbruchs handeln, welcher aus Mangel der Säure in dem Magen dadurch entsteht, daß derselbe seine regelmäßige, natürliche Verdauung verloren hat, und ist verkältet, verschleimt, und geschwächt, ꝛc. Er steht entweder gar offen, oder nicht mehr wie es seyn sollte, sich verschließt, da alsdann aus Mangel der Säure, das Futter nicht mehr verdauet werden kann. Dieses währet so lange, bis der Durchfall beseitigt ist, und der Magen wieder seine Säure erlangt hat. Diese Krankheit entsteht aus Erkältung, kaltem Schleim, und dergleichen, welches die Falten des Magens glatt, schlüpfrigt und schwach macht; von verdorbenem Futter, gefrornem Gras und dergleichen mehr, wie schon im Allgemeinen über die Ursachen dieser dreyerley Arten erwähnt wurde. Auch sind die Zeichen dieser Krankheit im Anfang dieses Kapitels beschrieben worden. **Kur:** Zuerst ist zu bemerken, daß man den Durchfall nicht sogleich stillen, sondern demselben wenigstens drey Tage seinen Gang, laße; denn wenn man diesen sogleich stillt, so kann das Roß einen solchen Zufall bekommen, daß es plötzlich des Todes seyn kann. Man nehme daher Gerstenschleim ein und ein halbes Peint, rothen Zucker ein halbes Pfund, Reis=schleim ein halbes Peint, ebenfalls so viel warmes Waßer, mische alles zusammen, und klystiere das Roß damit. Oder man gieb ihm auch abwechselnd ein Klystier von Baumöhl. Ein anderes, man röste Korn, mahle es auf einer Caffee=mühle, und koche solches mit Waßer, gleichwie Caffee, und schütte dem Roß etlichemal ein Peint davon lauwarm ein. Frißt aber das Roß noch, so kann man ihm solches mit dem Futter geben. Ist der Fluß am dritten Tage nicht gestillt, so schütte man ihm drey Löffel voll Imber in einem halben Peint Eßig ein. Sollte dem Roß der After hinaus getrie=ben seyn, und es dabey einen Zwang haben, so koche frisches Weißeichenlaub oder Rinde in Waßer, alsdann drücke die Abkochung aus, und thue feingemachten Alann hinein, und wasche den hervorgetriebenen After lauwarm damit. Und sollte derselbe davon nicht ganz wieder hinein gehen, so neh=me man rothen Zucker, Raßem und Dramm, thue alles in ein Geschirr, zünde es an damit es einen Rauch giebt, und laße denselben an den Afterdarm gehen..

Das 32. Kapitel.

Von dem Durchlauf, die weiße Ruhr genannt.

Die weiße Ruhr wird daran erkannt, weil bey ihr das Futter nicht ganz unverdauet weggehet; sondern der Abgang des Mistes ist dünne, wäßerricht, schleimigt und weißlicht, bisweilen auch gelblicht und stinkend. Er entsteht theils aus den im vorhergehenden Kapitel bemerkten Ursachen, sowie auch durch allzuscharfe Flüße, die sich vom Kopf aus auf den Magen 2c. verbreiten, wodurch das Pferd schwach und hinfällig wird. Kur: Vor allen Dingen gebrauche die im vorhergehenden Kapitel beschriebenen Klystiermittel; jedoch muß man vor dem dritten Tag den Durchlauf nicht ganz stillen oder stopfen, so ebenfalls auch daß geröstete

Korn wie schon erwähnt gebrauchen; so gebrauche auch ebenfalls die beschriebene Eichenabkochung jedoch hier mit Milch und Alaun; wovon aber hier ein Peint davon lauwarm eingeschüttet wird. Sollte aber auch Hervorfall und Zwang des Afterdarms vorhanden seyn, so kann man von dieser Abkochung mit Alaun den hervorgefallenen Theil lauwarm waschen, so auch wann es nöthig ist, den beschriebenen Zucker, Tarr, und Dramm als Dunst an den After gehen lassen ꝛc. Ferner, nehme man auch Zimmetrinde, Nägelein und Pfeffer, Alles feingemacht, von jedem einen halben Löffelvoll, Eßig ein halbes Peint, mische Alles zusammen und schütte es dem Pferd ein. Ein Anderes, man nehme das Kraut und die Wurzel des Storchschnabels, koche solches eine Weile in Wasser, und schütte ihm ein Peint von der Brühe ein.

Das 33. Kapitel.

Von dem Durchlauf die rothe Ruhr genannt.

Diese Krankheit ist ein Durchlauf mit großen Schmerzen, Grimmen und Reißen im Leibe, welches von dem Gedärme herrührt, worinnen die Krankheit ihren Sitz hat.— Auch ist fast immer Zwang in dem After zugegen oder vorhanden. Die äußerlichen und innerlichen Ursachen sind alle jene, welche in den zwey vorhergehenden Kapiteln schon beschrieben wurden. Die Zeichen sind: Zuerst kommt ein Schleim aus dem Mastdarm, welcher wie Rotz anzusehen ist; hernach eine Fettigkeit mit Blut vermischt, und dann eine blutgallichte Flüßigkeit, welche mit vielfarbigten Fäserchen und Häutchen vermischt ist, die von dem Gedärme abgeführt wurden, und dann Geschwüre in diesem zurückließen; endlich gar Stücken von dem angefreßenen Gedärme mit abgehen. Diese Krankheit ist oft gefährlich; und wird nicht bald dem Roße geholfen, so gehet es zuweilen geschwind zu Grunde. Kur: Dieser Krankheit begegnet man Anfangs mit Klystieren, wie schon in den zwey vorhergehenden Kapiteln beschrieben ward. Auch darf man hier gleichfalls vor dem dritten Tag den Fluß nicht ganz stillen. Ferner, giebt man ihm auch das schon erwähnte geröstete Korn ein, so wie auch gegen den Zwang die schon zweymal erwähnten Mittel 2c. Ferner, schütte ihm auch ein Peint süße Milch und ein halbes Peint Baumöhl zusammengemischt, auf einmal ein. Ein Anderes, man nehme, wenn nun die Krankheit drey Tage gewährt hat, Flöhkraut, koche es in Wasser, und nehme von der Brühe ein Peint, und schütte es auf einmal ein, und so wiederhole dies zweymal in einem Tag. Ein Anderes, man nehme Peneroil, koche ihn in Wasser, drücke die Brühe aus, und schütte davon Morgens und Abends dem Pferd ein Peint ein. Flöhkraut= oder Peneroil=Brühe zerstöret das verwundete Häutchen, welches im Magen oder dem Gedärme ist.

Das 34. Kapitel.

Von dem Zwang des Mastdarms und Afters.

Der Zwang des Mastdarms und Afters ist eine stete Begierde und Nöthigung zum Pfergen, die aber oft vergebens ist, und wobey unter schmerzhaftem Drängen und Beißen entweder ein wenig Schleim oder Eiter mit etwas Blut vermischt, abgeht. Dieser Zwang hat entweder im Mastdarm und After seinen Ursprung, oder von Geschwüren des Colon, besonders da, wo er sich zunächst an den Hüften befindet, und auch daselbst am engsten ist; von der Ruhr, oder auch von allzuscharfen Klystieren, welche den Mastdarm 2c. verletzen u. d. gl. mehr. Die Zeichen sind wie schon oben erwähnt wurde. Kur: Ist bey dem Zwang und Schmerzen 2c. der Abgang etwas salzig und schleimig, so nehme man Baumöhl ein viertel Pfund, Chamillenöhl zwey Loth, Honig sechs Loth, Eyerdotter neun Stück, mische dies zusammen, und laße es warm werden, nachher Klystiere das Roß lauwarm damit. Ferner, nehme man Pfefferkörner ein halbes Loth, Peterlie oder Petersilien eine Handvoll, Kümmel drey Loth, Myrrhen ein Loth, verkleinere und vermische Alles zusammen, und schütte es dem Roß in einem Peint Wein ein. Ist aber der Abgang eiterigt und mit Blut vermischt, so gebrauche ebenfalls die vorhergehend beschriebenen Klystiermitteln, dabey nehme Chamillen, Wermuth und Gundelreben, thue Alles in einen Hafen, schütte eine hinreichende Menge Wasser dazu, und koche dies eine Weile, und laß die Dämpfe davon an den Hintern gehen, wobey man aber das Roß gut zudecken muß. Hernach trockne es fleißig ab, und schmiere den Ort hinter dem Geschröte gut mit Baum- oder Fischöhl ein. Die Wartung und Pflege ist in Allem, wie im vorhergehenden Kapitel, von der rothen Ruhr beschrieben wurde, gleichmäßig anzuwenden.

Das 35. Kapitel.

Von dem Hervorfallen des Mastdarms und Geschwüren desselben.

Dieses Uebel entsteht mehrentheils aus dem Zwang, der Ruhr, zu lang anhaltendem Durchfall, allzuscharfen Klystieren, oder wenn man sehr ungeschickt zu dem Pferde greift, mit den Nägeln den Darm verletzt; oder wenn sonst scharfe Feuchtigkeiten sich im Darm befinden, welche die Häute durchätzen und Geschwüre erzeugen, welche das Roß sehr schmerzen, jucken und beißen, daß es immer meint, es müßte Misten; zwingt sich daher sehr oft und heftig, und drückt dermassen hart, daß der Mastdarm herausfährt; welcher dann aufgeschwollen und mit Blut unterlaufen ist; welches gefährlich und schreckhaft anzusehen ist. Kur: Man beschmiere die Hand wohl mit Baumöhl, Fett oder Chamillenöhl ein, erwärme sie etwas, so wie auch den Mastdarm, und dann schiebe denselben gemächlich und gelinde mit deiner beschmierten Hand wieder hinein. Ist er aber gar sehr verschwollen und schwärzlich geworden, so daß er mit den Fingern nicht mehr hinein zu bringen ist, sodann nehme frisches Weißeichenlaub oder die mittelste Rinde von einem Weißeichenbaum, koche sie eine Weile, dann nehme man von der Brühe noch warm, thue Alaun hinein, und wasche damit lauwarm den hervorgefallenen Darm. Nachdem nehme rothen Zucker, Raßem und Dramm, thue Alles in ein Geschirr, und werfe glühende Kohlen dazu, alsdann laße den Dampf davon an den Darm steigen, so wird er wieder hinein gehen. Wenn der Darm hineingeht so nehme Bleiweiß und Galläpfel von jedem vier Loth, und Alaun ein Loth, mische es zu einem feinem Pulver untereinander, und bestreue davon den Mastdarm, auch helfe dabey gemächlich mit der Hand, bis er völlig wieder drinnen ist. Ein Anderes, man nehme Beyfuß und Wollkraut, thue dies in ein Säckchen, und koche es in Wein und schlage es warm über den Hintern; nehme auch Fünffingerkraut zwey Händevoll, Knoblauchsköpfe zwey, Alles fein gemacht, Baumöhl ein halbes Peint, mische Alles zusammen und schütte es ihm auf einmal ein. Gieb ihm angebrühte Gerste und Weizenkleyen zu freßen.

Das 36. Kapitel.

Von der Verstopfung der Pferde.

Die Verstopfung entsteht gewöhnlich durch eine hitzige Leber, welche alle Feuchtigkeiten des Leibes an sich zieht. Die Gedärme werden dann ihrer natürlichen Feuchtigkeiten beraubt, und so muß dann nothwendig das Austrocknen und Verhärten der Exkremente erfolgen; so auch wenn ein Roß im Reiten übertrieben wird, und seinen Mist bey sich behalten muß; so auch, wenn es viel Weitzen, Korn oder Welschkorn frißt, und nicht viel Waßer dabey sauft, welches dann Hitze macht und austrocknet. Kur: Hier wende man die schon in mehreren Kapiteln beschriebenen Klystiermittel an. Ebenfalls gebe man ihm zuweilen auch die schon mehrmals erwähnten Laxierkugeln, von Zeit zu Zeit eine in das Maul.

Das 37. Kapitel.

Von der Grasfütterung der Pferde.

Die Ordnung die Pferde zu rechter Zeit in die Weide oder in das Gras laufen zu laßen, ist wenn es zu einer angemeßenen Zeit geschieht, sehr nützlich und gut; aber nun ist bey den Meisten eine Unordnung daraus geworden, welches natürlich verschiedene Krankheiten erzeugen muß. Im Frühjahr ist die beste Zeit, um die Pferde in die Weide laufen zu laßen; denn da ist die Weide oder das grüne Gras am gesündesten; aber im Spätjahr ist die Weide ungesund, indem im Nachsommer die Wurzeln an dem Gras und den Kräutern absterben; besonders die Kräuter und das Gras, welche im Waßer stehen; denn sie werden wie faul, und diejenigen Pferde, welche in solchem Waßer laufen, das Futter darinnen freßen und dieses Waßer saufen, schlabern dabey oft und saufen wieder Waßer; und endlich werden ihre Adern so voll von diesem Waßer und dem Saft dieser Pflanzen, daß sie endlich gar nicht mehr schlabern, und alsdann sind sie krank, und haben gewöhnlich das Gelbe Waßer. Kur: Man nehme drey Löffel voll Imber und ein halbes Peint Eßig, vermische alles zusammen und schütte es dem krankgewordenen Pferde auf einmal ein, welches dem Pferde den erkälteten wäßerichten Magen wieder warm macht. Ferner, nehme man gebrannte Pferdeknochen, (diejenigen unter dem Knie sind die besten,) mache sie fein, Salpeter, Schwefel und Schwefelblüthe, ebenfalls fein gemacht, und von jedem etwas unter die gepulverten Pferdeknochen gemischt; und davon gebe ihm zweymal des Tages einen Löffelvoll unter das Futter. Dieses Pulver dienet gegen irgend eine Krankheit des Gelben Waßers; und wenn das Pulver zuweilen mit dem Futter, (wie beschrieben) dem Pferde gegeben wird, so bekommt es das Gelbe Waßer nicht. Ein Roß, welches von dem Gras ist herunter gekommen, sollte man zuweilen bis an den Bauch ins Waßer reiten; besonders wenn es mit der Kolik und der Darmgicht behaftet ist, welches das beste Mittel ist, um diese Krankheiten abzuhalten.

Das 38. Kapitel.

Von verschiedenen Purgirungen der Pferde insgemein.

Obgleich fast bey jeder Krankheit die gehörige Purgirung angegeben wurde, so will ich doch noch etliche hier beschreiben, welche man bei einer vorkommenden Gelegenheit gebrauchen kann. Man nehme sechs Eyer, lege sie über Nacht in ein Peint Eßig, rühre dies den andern Morgen frühe durcheinander, und schütte es dem Pferd auf einmal ein. Ein Anderes, man nehme gestoßenen Hanfsaamen drey Händevoll, Schwefel zwey Loth, mische Alles zusammen, und gieb vier Tage hintereinander jedesmal dem Roß eine Gabe mit dem Futter zu freßen. Ein Anderes, man nehme Sevenbaum zwey Loth, Liebstöckelsaamen drey Loth, Hanfsaamen fünf Händevoll, siede Alles wohl in drey Peint süßer Milch, preße die Bruhe aus und schütte sie dem Roß lauwarm auf einmal ein. Gebe auch Erlenholz- und Holderholzsalz dem Roße; (besonders wenn es kränkelt,) oft zu freßen. Dieses Salz wird auf folgende Art gemacht, man nehme nemlich: Erlenholz und Hollunder, oder Holder, wann beydes noch im Saft ist, von jedem ein Stück eine Yard lang, bohre das Mark aus dem Holderstück heraus, stecke dann das Stück Erlenholz etwas in die Aushöhlung des Holders, und mache die übrige Aushöhlung mit Salz gehörig voll; alsdann verbrenne man das Holz, so wird man ein graues Salz bekommen, welches man zum Gebrauch aufbewahret. Man giebt zuweilen dem Roß davon ein wenig auf dem Futter zu freßen. Ein Anderes, man nehme Alantwurzel, blaue Schwertlilienwurzel, von jedem drey Loth, Meisterwurzel vier Loth, Schwefel und Lorbeeren von jedem ein viertel Pfund, stoße alles fein zu Pulver, und gieb zuweilen dem Roß ein Löffelvoll davon, (ist es aber eine tragende Mähre, so laße man die Lorbeeren hinweg.) Ein Anderes, man nehme die mittlere Rinde von Eschenholz, siede sie eine Weile in Waßer, und schütte die Brühe lauwarm dem Roße ein. Ein Anderes, man nehme Rettig- und Rübenkraut, so wie auch gelbe Lilienwurzel, (letztere welche im Waßer oder Sümpfe wächst,) von jedem so viel man will, hacke Alles zusammen, und gieb's dem Roß zu freßen. Diese Kuren purgiren und sind alle gut gegen das gelbe Wasser, oder sonst irgend einige Seuche.

Das 39, Kapitel.

Von dem Ronnen Tosch.

Der Ronnen Tosch ist eine gefährliche Krankheit und noch sehr wenig dagegen gethan worden. Denn diese Krankheit kommt nur gar selten vor. Ich weiß drey Pferde, welche diese Krankheit hatten. Zwey davon habe ich nicht gesehen; sie sind nach dem Busch geführt, und todtgeschoßen worden; beym dritten, welches mir zu Gesichte kam, hat es ein halbes Jahr gewährt, bis ich ihm wieder geholfen hatte. Der Ronnen Tosch, welcher von schlechtem und überflüßigem Geblüt entstehet, wächst in dem Huf, ungefehr in der Mitte deßelben, zwischen der Sohle und dem Horn heraus. Diese krankhafte Maße ist so weich, daß wenn man nur ein wenig etwas daran machet, so blutet sie, und treibet das Horn auf die Seite. Diese Maße wächst über das Horn und die Sohle herunter, welches sich mehr an den Vorder= als an den Hinterhufen ereignet. So wie diese Maßen mehr herunter wachsen, so will dann das Roß nicht mehr auf das Leben treten; sondern hält daßelbe einwärts, und leget oder stellet den Fuß auf das äußere Horn, wenn es gehen soll; und endlich wachsen dicke Knorren heraus, so daß das Roß endlich gar nicht mehr gehen kann. Dabey wachsen auch die Hufe lang vorne hinaus, und wenn nicht geholfen wird, so gehen sie alsdann bald nach dem Busch. Kur: Man nehme Bocksbeerenwurzel, schneide sie recht fein, und brate sie sodann in Fischöhl, und schütte das Ohl ganz heiß auf die Knöpfe, und also wiederhole dies etliche Tage nacheinander. Nachher nehme man Tarr zwey Theile, Naßem einen Theil, Spanisches Mückenpulver, kleingemachten Merrettig und Knoblauch, thue alles zusammen in ein Geschirr, und koche es zu einem Pflaster. Ist es zu dünn, so nehme man mehr Raßem, ist es zu dick oder hart, so nehme man mehr Tarr, und koche es, bis sich das Pflaster von selbst hebet, alsdann schmiere das Pflaster auf die Klumpen. Hernach scheere Hanfwerrig recht fein, und lege es auf das Pflaster, und wiederhole dieses in etlichen Tagen wieder auf dieselbe Art. Dabey muß aber das Pferd auf einem trockenen Platze stehen. Nachher nehme man Mäusegift, und thue auf jeden Knorren drey Federmeßerspitzen voll etliche Tage nacheinander. Nachher thue man wieder das mit Bocksbeerenwurzel zubereitete Fischöhl recht heiß einschmieren, bis die Knorren getödtet sind. Alsdann thue man das Pferd in die Schmiede, laße die Hufe recht ausschneiden, und nachher schmiere dieselben recht gut ein.

Das 40, Kapitel.

Um magere Pferde wieder zurecht zu bringen.

Diejenigen Pferde, welche wegen nachläßiger Wartung, Hunger leiden und dergleichen mehr, mager werden vom Fleisch gleichsam abfallen, muß man zuvor untersuchen, wie sie am Leib beschaffen sind, entweder alt oder jung, 2c. Hat dieser abgemagerte Zustand überhand genommen, und ist eingewurzelt, sodann ist ein Pferd von dieser Krankheit nicht leicht zu kuriren. Ereignet es sich, daß ein Pferd im Leib angewachsen wäre, so muß man es sogleich purgiren. Auch ist zuweilen manches Pferd überthan und gesträнt worden in seinen Weichen alsdann ist es hart gespannt von den Hüften über die Hungergrube, und unten eingezogen. Die Haut ist fest, und das Pferd hat einen kurzen Athem; auch will es nicht fressen. Vor Allem nehme Aloe und Lerchenschwamm gepulvert, von jedem ein Loth, und Wein ein Peint, mische Alles zusammen, und schütte es als Larirung dem Pferde auf einmal ein. Ferner, nehme man Fischöhl und halb so viel Tar, Raßem und geschabte harte Seife, thue Alles in ein Geschirr, und lasse so die Maße darinnen auf dem Feuer zergehen, und alsdann schmiere dem Pferd die Lenden und Weichen täglich damit, so warm als es die Schmier leiden kann. Stecke dem Pferd auch alle drey Tage eine Larirkugel in das Maul, (die schon öfters bemerkt wurde.) Ein Anderes, man gieb auch dem Pferd Antimonium ein halbes Loth drey Tage nacheinander im Futter zu freßen. Ein Anderes, man nehme Lorbeeren und Wachholderbeeren von jedem ein halbes Pfund, Senfmehl ein viertel Pfund, zerstoße und mische alles untereinander, und gieb dem Pferd täglich zwey Löffelvoll mit etwas Holder= und Erlenholz zu freßen. Währt das Magerseyn des Pferdes schon eine lange Zeit, so daß die Haut über das Pferd angewachsen wäre, sodann nehme das Pferd in den Nothstall, nimm eine Zange, und reiße ihm die Haut damit los, wo sie angewachsen ist, und schmiere das Pferd mit der eben beschriebenen Schmiere. Unter das Futter soll es angebrühte Gerste zu freßen haben, in das Trinkwasser soll man Sauerteig hinein rühren.

Das 41. Kapitel.

Von den Nierenkrankheiten oder Nierenschmerzen der Pferde; und erstlich vom Sand, Gries und Stein derselben.

Diese Nierenschmerzen entstehen aus scharfen und schleimigten Feuchtigkeiten, und sonst mancherley Fehlern, als: Entzündungen, Sand, Stein und Gries, Geschwüre, starker anhaltender Bewegung, Fallen, Schlagen, zu schwere Lasten ziehen, Springen über Gräben und dergleichen mehr, wodurch leicht feine Aederchen zerreißen, und mancherley Krankheiten sich daraus bilden können. Die Zeichen dieser Krankheiten sind meistens an dem Urin zu erkennen: 1. Kommt der Schmerz von zufließenden und beißenden Feuchtigkeiten, oder auch von einem Stein, so ist der Harn trüb und etwas röthlich. 2. Kommt er von Geschwüren oder Zerreißung einiger Gefäßchen, oder auch vom Stein dabey so ist der Harn blutig, schwärzlicht und etwas eiterigt. 3. Kann das Pferd nicht leicht stallen.

4. Kann ein solches Pferd mit dem Hintertheil des Leibes nicht gut fortkommen, und schnauft oft sehr. 5. Ist es kraftlos und lehnt sich im Gehen an die Wand. 6. Der Strang welcher das Geschröte befestigt lauft auf und wird länger. 7. Auch kann es das Maul nur wenig öffnen. Kur: Diesem Pferde, wo die Schmerzen der Nieren von scharfen Feuchtigkeiten, Sand, Gries, und Stein, herkommen gebrauche folgendes: Man nehme Leinsaamen u. Käsepappeln von jedem eine Handvoll, Gerste zwey Händevoll, koche Alles in Flußwasser, aldann nehme man von der Brühe zwey Peint, und schütte dazu Baumöhl ein halbes Peint, Salz ein halbes Tschill, mische Alles zusammen zu einem Klystier, und klystiere das Roß lauwarm damit. Ein Anderes, man nehme Peterlie, Brunnenkresse, Rettig, Pfirsichblätter, und Sassafrasrinde von der Wurzel von jedem eine Handvoll, koche Alles in Wasser eine Weile, und schütte Morgens und Abends zwey Tage hintereinander dem Roß lauwarm oder kalt ein Peint ein. Ein Anderes, man nehme gebrannten Pferdehuf zwey Loth, Wein ein Peint, und schütte es dem Pferd auf einmal ein. Ein Anderes, man schütte dem Roß etliche Tage hintereinander zwischen der Zeit ein halbes Tschill Terpentingeist in Wasser ein; schlage ihm auch die Sporadern welche inwendig an den Schenkeln liegen. Ein Anderes man nehme Flöhkraut, alter Mann, Gundelreben, Schählkraut und etwas Salz, thue Alles in ein Geschirr, und koche es mit Eßig; alsdann wasche das Pferd jeden Tag warm damit über das Kreuz und die Nieren.

Das 42. Kapitel.

Von Zerreißung der Nierenadern und Verschwürung der Nieren.

Wenn einem Pferd durch zu starke Anstrengung im Ziehen oder Springen die Adern zerrißen wurden, so ist dieses aus dem blutigen Harn zu erkennen. Kur: Vor allen Dingen soll man den Leib mit den im vorigen Kapitel beschriebenen Klystiermitteln offen halten und reinigen. Die Adern an dem Geschröt aufhauen, doch nicht viel Blut in ein Gefäß herauslaufen lassen. Zu diesem Blut nimmt man warmes Schweineschmalz, mischt es zusammen, und schmiert damit den Rücken und die Lenden ein, alsdann nehme man Weizenmehl eine Handvoll, Schweineschmalz ein viertel Pfund, warmes Wasser ein Peint, mische Alles zusammen, und schütte es auf einmal ein. Ein Anderes, man nehme Gerste, Leinsaamen und Fenegrezium fein gemacht, und koche dies in Eßig zu einem Brey, thue ihn in ein Säckchen, und lege ihn dem Pferd warm auf. Ein Anderes, sind Geschwüre in oder auf den Nieren, so nehme man Gerstenbrühe ein Peint, das Weiße von neun Eyern, mische dies zusammen, und schütte es dem Pferd auf einmal ein. Ferner, ists sehr gut, wenn man den Kopf und Schwanz von einer Schlange wegschneidet, den mittlern Theil aber nimmt, solchen klein zerhackt, und es in einem Geschirr ausbraten läßet, und alsdann mit diesem Fett die Lenden und das Kreuz einschmiert. Schütte auch zuweilen dem Pferd ein halbes Tschill Terpentingeist in einem halben Peint frischem Wasser ein.

Das 43, Kapitel.

Von dem Harn und der Harnblase, sammt ihren Krankheiten, und erstlich von den Harn=Winden.

Die Harn= oder Urinblase ist besonders drey verschiedenen Krankheiten unterworfen, nemlich: Der Harnwinde, dem Lauterstallen und Blutstallen. Jedoch wollen wir in diesem Kapitel allein die Harnwinde beschreiben, welche wieder in drey verschiedene Arten eingetheilt wird, nemlich: in Strangurie, Dysurie und Ischurie. Die Strangurie ist derjenige Zustand, in welchem das Pferd den Urin tropfenweise, mit einem großen, schmerzhaften Trieb von sich giebt. Die Dysurie ist derjenige Zustand, in welchem das Roß mit großen

Beschwerden und Noth stallet, welche man auch den kalten Piß nennet. In der Isurie kann das Pferd gar nich stallen, da der Harn gänzlich zurückgehalten wird, welches auch unter denen allhier beschriebenen Krankheiten die gefährlichste ist. Die Strangurie, oder die eigentliche Harnwinde, hat ihren Ursprung entweder von gallichter Schärfe, aus einem Mangel der Nieren oder der Leber, so wie auch von großer Kälte, kaltem Waßer saufen, und dergleichen mehr. Entstehet diese Krankheit von der Schärfe der Galle, so kann man es an der Farbe des gelblichten Harns erkennen. Kur: Man muß vor allen Dingen den Leib des Pferdes durch erweichende Klystiere offen halten. Ferner, nehme man Salpeter eine Unze, Teufelsdreck eine halbe Unze, zerstoße dieses zusammen, und koche dasselbe eine zeitlang in einem Peint Wein, und schütte dieses dem Roße lauwarm auf einmal ein. Ein anderes, man nehme drey Tschill Baumöhl, Salpeter, Alaun und Lorbeeren, von jedem einen Löffel voll, koche alles untereinander, und schütte es dem Roße auf einmal lauwarm ein. Ein anderes, man nehme spitzige Klettenwurzel gepulvert ein Loth, und gieb es dem Roß mit dem Futter zu freßen. Nehme ferner Schweinsschmalz und Fischöhl, mache dies gehörig warm, und mische alsdann etwas Holzasche darunter, und schmiere das Pferd damit so warm als es die Schmiere leiden kann an den Nieren, und in der Gegend der Blase ein. Man nehme auch ein Stückchen Knoblauch und etwas langen Pfeffer, und stecke ihm solchen in die Ruthe ein.

Das 44. Kapitel.

Von der Dysurie, oder der kalte Piß genannt

Diese Krankheit kommt von der Schwäche der Blase her, wenn nemlich dieselbe durch dicklicht kalte Flüße verstopft wurde, woher auch der Name der kalte Piß kommt. Die Zeichen davon sind: 1. Das Stallen oder der Harn ist weiß, dünn oder auch manchmal dick, je nachdem von den innerlichen kalten Feuchtigkeiten entweder viele oder wenige vorhanden sind. 2. Entsteht er auch von harter Arbeit in großer Kälte, kalten Ställen, und von Natur aus erkältetem Futter. 3. Entsteht diese Krankheit mehrentheils im Winter und bey strenger Kälte. Das Pferd fällt ab vom Fleisch, die Haut hängt fest am Leibe, bis es endlich zu Grunde geht; da heißt es dann das Gelbe Waßer hat das Roß umgebracht. Wäre aber deßen Blut rein und gut gewesen, so würde es gesund worden seyn. Kur: Man nehme einen Ständer oder sonst ein Gefäß, thue ziemlich viel Sauerteig hinein, schütte Waßer darüber, rühre es durcheinander, und stelle es an einen Platz, wo es nicht gefrieren kann, und gieb dem Roß jeden Tag davon zu saufen. Ebenfalls, gebe ihm auch Sauerteig auf dem Futter zu freßen. Ein anderes, man nehme etwas ausgepreßten Schnittlauchsaft, Wein ein halbes Peint, Baumöhl ein viertel Pfund, mische es unter einander, und schütte es dem Pferd auf einmal ein. Im Trinkwaßer kann man ihm auch abgekochtes Wegwart geben, welches sehr nützlich ist.

Das 45. Kapitel.

Von der Ischurie, oder der verschlagene Harn genannt.

Wenn ein Pferd gar nicht stallen kann, so entstehen dadurch unleidentliche Schmerzen, Verschwellungen und endlich der Tod. Die Ursachen sind Theils in den Nieren, so wie auch wenn man das Pferd nicht stallen läßt, sondern immer fort reitet oder fährt; Theils kommt sie auch von der Darmgicht, Colick, Würmern im Leib, Blasenstein, Sand, Gries, Schleim, Eiter, und dergleichen mehr, her. Die Zeichen sind: 1. Das Pferd hänget die Ruthe heraus, strecket sich aus, läßt sich hinten hinunter, scharret mit den Vorderfüßen, und wälzt sich zuweilen auf dem Boden herum. 2. Es blähet sich den Bauch auf. 3. Das Geschröt ist kalt und sehr verschwollen. Kur: Wäsche das Pferd über die Nieren und die Harnblase mit warmem Salzwasser zuweilen; alsdann nehme Peterlie, Sassafras=

rinde, Lorbeeren oder Lorbeerenholz fein geschnitten und zerstoßen, und Brennessel, von jedem eine Handvoll.— Kann man eins oder das andere nicht haben, so nimmt man das Uebrige, thue Alles in zwey Quart Wasser, und koche es eine Weile. Von dieser Brühe nehme ein Peint, und schütte es dem Pferd lauwarm ein. Führe das Pferd in einen Stall wo anderes Vieh gestanden hat; (im Schafstall wäre es am besten,) reiße alsdann den Mist auf, und wenn es darauf in zwey Stunden nicht stallet, so gebe ihm dann wieder ein Peint von der Brühe. Ein Anderes, man nehme Fenchelsaft, Eyerweiß, süssen Wein von jedem ein wenig, mische es untereinander und spritze dieses mit einem Röhrchen oder Spritzchen in die Mündung der Ruthe ein. Man bähe das Geschröt mit einer Abkochung von Sevenbaum lauwarm von Zeit zu Zeit. Ein Anderes, man nehme die Eyerschalen, aus welchen junge Hühnchen ausgeschlupft sind, mache sie fein, und wenn man ein Pferd hat, welches mit dem Wasser geplagt ist, so koche Peterlie in Wasser; nimm von der Bruhe ein Peint, thue einen Löffelvoll von dem Eyerschalenpulver hinein, und schütte es dem Pferd auf einmal ein. Ein Anderes, man nehme den Koth unter den vordern Eisen und Hufen des Pferds, und schütte ihm denselben mit einem Peint Wein ein, und wiederhole dies in zwey Stunden; blase ihm auch durch ein Röhrchen etliche Läuse oder gemahlenen Pfeffer in die Ruthe; blase es auch zu einer Mähre. Ein Anderes, stelle einen Eimer voll warmes Wasser unter das Pferd, und schütte Wasser über dasselbe, daß es zu dem Eimer wieder hinunter läuft. Ist es eine Mähre, so stelle den Eimer voll warmes Wasser hart hinten an dieselbe, und schütte es oben bey dem Schwanz hinunter, daß es wieder in den Eimer läuft.

Das 46. Kapitel.

Vom Lauterstall.

Der Lauterstall ist nichts anderes als eine Harnruhr, wobey der Harn von dem Pferde läuft, so wie es das

Wasser in sich gesoffen hat. Diese Krankheit entsteht von großer Erhitzung der Nieren, schwacher Verdauung des Magens, allzu sehr gesalzener Fütterung und dergleichen mehr. Die Kennzeichen sind. Daß es das klare eingesoffene Wasser, wie es daßelbe genossen hat, nach und nach wieder von sich giebt. Kur: Man siede Heublumen in Wasser, in einem zugebundenen Sack, und lege sie warm um den Bauch und den Rücken, und wiederhole dieses etlichemal, aber binde es nicht über den Schlauch. Gebe ihm auch Hühnerdarm-Brühe auf dem Futter. Ein Anderes, man gebe ihm auch frisch Eichenlaub zeitweise zu fressen. Ein Anderes, man röste eine Schweinsblase, mache sie zu Pulver, und gieb's dem Pferd auf dem Futter zu fressen; besonders ist dieses Pulver anwendbar, wenn es das Wasser gar nicht bey sich halten kann, weil es das Wasser stopft, und also das Pferd wieder in Ordnung oder Order bringt. Ein Anderes, man nehme das Hühnerdarmkraut, koche es in etwas Wein, und schütte die Brühe dem Pferd ein. Gebe ihm auch gepulvertes Erlenlaub unter dem Futter zu freßen.

Das 47. Kapitel.

Von dem Blutstallen der Pferde.

Diese Krankheit entsteht entweder von scharfen Flüßigkeiten, oder Geschwüren; von einem rauhen Stein, welcher bisweilen im Blasenhals liegt, oder Verletzung und Entzündung der Nieren und dergleichen mehr, wie schon gemeldet wurde. Die Kennzeichen sind aus dem blutigen Harn oder geronnenen Geblüt zu erkennen. Kur: Man nehme weißen Hundskoth, mache ihn fein, thue ihn in ein Peint süße Milch und schütte dies dem Pferde ein; und also wiederhole dieses etlichemal. Ein Anderes, man nehme Sumpfwasser, aus einem Weißeichenstumpfen, und schütte ihm ein Peint davon Abends und Morgens ein. Ein Anderes, man nehme Weißeichenlaub oder Rinde, koche es in Wasser eine Weile, und nehme alsdann ein Peint von der Brühe, thue einen Löffelvoll gepulverten Alaun hinein, und schütte es dem Pferd auf einmal ein; schlage ihm beyde Sporadern, so wie auch beyde Schrankadern, und laße dem Pferd ziemlich viel Blut laufen; man nehme auch zubereitetes Pulver von einer Schlangenhaut, und gieb ihm zuweilen ein wenig davon, auf dem Futter zu freßen.

Das 48. Kapitel.

Von dem Blasenstein.

Dieser ist meistentheils unheilbar; denn der Schnitt ist gefährlich und mit Mitteln ist zuweilen auch nichts auszurichten. Auch ist er zu weilen so hart, als nur ein Kieselstein seyn kann; ist gewöhnlich rund, und wird je älter je größer, wie ich selbst einen gesehen habe, der die Größe eines großen Apfels hatte, ganz glatt, rund und glänzend war, als wenn er wäre polirt gewesen. Kur: Man nehme Kalch ein Quart, thue denselben in einen Eimer voll Waßer, rühre dies durcheinander, und alsdann laße Alles ein Weile stehen, so wird das Waßer wieder hell; alsdann nehme man das oben darauf sich setzende Häutchen hinweg; sodann schütte das klare Waßer von dem Kalch hinweg in einen andern Eimer, und gieb dem Pferd täglich eine Zeitlang davon zu saufen bis der Stein oder Sand verzehret ist. Ein Anderes, man nehme eine Baßgeigensaite, halte sie mit einem Ende in das Feuer, brenne ein Knöpfchen daran, und fahre dem Pferd mit dem Ende wo das Knöpfchen daran ist, in der Ruthe hinauf bis in die Blase; ziehe alsdann die Saite ein wenig zurück und vorwärts, so wird Schleim oder Sand herauskommen. Auch kann man damit den Stein aus dem Blasenrohr schieben. Die Anwendung dieser Saite in die Blase einzuführen ist gut für einigen Fehler in der Harnblase.

Das 49. Kapitel.

Von den Fiebern der Pferde.

Das Fieber welches bisweilen ein Pferd befällt, ist oft mannigfaltig, und entsteht von innern und äussern Ursachen. Die innerlichen Ursachen sind: überflüßige, verdickte und verdorbene Feuchtigkeiten, welche sich oft in Dunstgestallt in das Gehirn und Herz verbreiten, und so die Lebensthätigkeit derselben regelwidrig reitzen, herabstimmen oder umändern. Die äußerlichen Ursachen sind: böse verdorbene Luft, große Hitze so wie auch große Kälte, unmäßige Anstrengung oder Leibesübungen wobey die äußern Gliedern sich am meisten bewegen, erhitzen und entzünden, welches sich hernach von da zum Herzen, ꝛc. verbreitet. Ferner, hartes, ermüdendes Arbeiten, wobey das Pferd oft viel schwitzt, und da alsdann der Schweiß nicht abgetrocknet wird, sondern noch dabey tief in ein kaltes Wasser während dem Schwitzen, geritten wird. Dadurch werden die offenen Schweißlöcher verstopft; der Schweiß tritt zurück, bleibt im Körper liegen, wodurch Entzündung, Zerstöhrung und Fäulniß entstehet, wodurch das Herz auch angegriffen wird, und die Hitze in Allem überhand nimmt, und wann nicht bald etwas dagegen gethan wird, so muß das Pferd zu Grunde gehen. Ferner, durch zu viel frisches Gras fressen, oder sonst verdorbenes Futter; faules und stinkendes Wasser saufen, oder auch durch etwa zu langes Müßigstehen auf der Streu, welches Alles dem Roß den Appetit zum Freßen benimmt, und Anlaß zu einer Verderbniß und Fäulniß der Säfte und folglich zum Fieber Ursache giebt. Die Zeichen sind: 1. Das Pferd hat im ganzen Körper Hitze. 2. Laufen ihm die Adern sehr auf. 3. Giebt es einen heißen, stinkenden Athem aus dem Maul und Nase von sich. 4. Bekommt es über den ganzen Körper eine Kälte, und fängt dabey an zu Zittern. 5. Pausen oder Schwellen an dem Roß die Augen, liegen weit heraus, sind trübe und dunkel, dabey fließt eine zähe, scharfe Flüßigkeit bisweilen aus denselben. 6. Der ganze Körper wird schwerfällig und schlafsüchtig, ebenfalls ist auch das Geschröt etwas angeschwollen und hängt herab. Das gehen fällt ihm sehr schwer, wobey es mit dem Körper schwankt; fällt es nieder so steht es schwerfällig wieder auf; daher legt sich ein solches Pferd nicht nieder, sondern bleibt auf den Beinen stehen; es hat immer großen Durst, kann weder ruhen noch schlafen, scheint fast ohne Sinne und Dumm zu seyn; stehet ganz erstarrt und immer an einem Ort, und hat Eiskalte Ohren. 7. In dem hitzigen Fieber sonst auch das Feuer genannt, läßet es die Haare sowohl in der Mähne als an dem Schwanz gehen, an derem einem Ende oder Wurzel man weiße runde Knöpfchen siehet. 8. Schlägt es das Futter ab und will nicht freßen. 9. Wird kraftlos und träge, wanket bald auf diese bald auf jene Seite, wo diese Krankheit manchmal das gelbe Wasser geheißen wird. Untersucht man aber ein Roß genauer, so ist es oft eine ganz andere Krankheit. Kur: Vor allen Dingen muß man dem Roß den Leib offen halten, und zwar wie folgt: Man nehme Schweineschalz, Baumöhl und Honig von jedem ein viertel Pfund, Salz eine Handvoll, und neun Eyerdotter, mische Alles zusammen, und Klystiere das Roß lauwarm damit. Ein Anderes, man stecke dem Roß unter die Gurt an die Brust vorne Christwurzel; dann nehme man Tausendgüldenkraut zwey Händevoll, Rheinfarn und Wermuth von jedem eine Handvoll, koche dies in Flußwasser eine Weile, alsdann nehme von der ausgepreßten Brühe ein Peint, thue etwas gestoßenen Safran hinein, und schütte es dem Pferd lauwarm oder kalt auf einmal ein; und so setze dies bis über den vierten Tag, täglich so viel, fort. Hat aber die Christwurzel stark gezogen, so gebe man alsdann dem Roß nur ein halbes Peint des Tags von diesem Trank ein. Die oben beschriebene Klystier, Christwurzel und der Trank, sind vornemlich in den hitzigen Fiebern zu gebrauchen. Ein Anderes, man nehme Quendel zwey Händevoll, Sennesblätter ein Loth, koche dies in Flußwasser eine kurze Zeit, alsdann nehme von der Brühe ein Peint, dann nachher gepulverten Zimmet, Nägelein und Süßfenchelsaame, von jedem eine halbe Unze hinein, rühre Alles herum, und schütte es dem Pferd auf einmal ein, und wiederhole dies in etlichen Tagen wieder. Schlage auch dem Pferd im Anfang, die Hals- Schlaf- und Sporadern so wie auch die Schwanzader.—

Ferner, nehme man Langenpfeffer, Knoblauch und Teufelsdreck, thue dies in ein Säckchen, und binde es an das Gebiß, alsdann thue, so geschwind als das Pferd gefreßen hat, ihm den Zaum wieder an, und halte es in einem trockenen und dunkeln Stall, decke es gut zu, damit es schwitzet und gebe ihm angebrühte Gerste unter dem Haber zu freßen.

Das 50. Kapitel.

Von der Rehe, oder auch das Vorschlagen genannt.

Die Rehe ist eine schnell entstehende Krankheit, und besteht in dreyerley Arten, nemlich: Die Futter= Wasser= und Windrehe; unter welchen die erste Art die ärgste und gefährlichste ist, wovon wir auch zuerst reden wollen. Sie entsteht wenn ein Pferd entweder aufs Futter Freßen unaufhörlich gejagt wird, oder wenn es heiß geritten, oder gefahren wurde, und man ihm alsbald darnach vieles Futter vorschüttet; wodurch der Magen und die Lenden überfüllt und erstickt werden; und somit die Verdauung des Magens geschwächt, daß er nicht mehr der Leber Chylus zuführen kann; sondern statt diesem nur grobe unverdauliche Nahrung aus ihm in die Leber u. s. w. übergehen kann; wodurch dieselbe gleichfalls geschwächt, und erstickt wird, und daher das ernährende Geblüt durch ihre Adern nicht mehr kann ausgeführt werden; und diese ungesunden Feuchtigkeiten werden alsdann dem Roß in Menge in seine Schenkel getrieben, so daß ein solches Roß anfängt kraftlos zu werden, zittert und fällt jähling darnieder. Die Zeichen sind folgende: 1. Ueberlauft es dem Pferd den ganzen Rücken, so daß es zuweilen zittert. 2. Alsdann verbreitet es sich in die Schenkel, welche anfangen zu zittern, so daß die vordern Schenkel gleichsam zusammen gezogen werden; daher es nicht allein aus Mattigkeit derselben auf beyden Seiten schwankt, sondern sich auch stellet als ob es hinter sich fallen wollte. 3. Fället es nieder, so ist es sehr schwer wieder aufzubringen. 4. Schwitzet es bisweilen an den

Rippen und den Weichen sehr. 5. Läßet es den Harn mit Zwang von sich gehen. 6. Fahren ihm im Maul stinkende Bläschen auf. 7. Werden ihm die Füße je länger die Krankheit währt desto steifer. Zuletzt streckt es alle vieren von sich, und die Hufe bekommen Ringe. 8. Wenn das Pferd zu warm und durstig ist, und kommt schnell zum Wasser, so überschluckt es sich. Das Wasser geht sodann nach den Adern in das warme Blut über, und das Pferd wird plötzlich steif. Um dies zu verhüten, wenn man das Pferd an das Wasser bringt; daß es saufen will, so sage dreymal Wolf! Wolf! Wolf! so wird es sich nicht überschlucken. Kur: Vor allen Dingen soll man dem Pferd die Eisen abreißen oder hart anziehen, indem in dieser Krankheit die Hufe gar bald hinwegfallen. Ferner nehme man frischen Menschenkoth, thue ihn in einem Lumpen oder Lappen, und binde ihm denselben an das Gebiß, und thue ihm den Zaum an. Ehe man aber dies anwendet, reite es warm, und dann steche ihm den Gaumen, aber nicht über der dritten Rippe. Ein Anderes, schlage ihm eine Ader, nehme von diesem Blut ein Peint, rühre drey Eyer und eine Handvoll Weizenmehl hinein, und schütte dies ihm auf einmal ein. Ein Anderes, man nehme Schweineschmalz ein halbes Peint, mache es warm, und reibe dies dick mit Brodbrosamen, und schütte es dem Pferd ein. Ein Anderes, ist man draußen, und kann zuweilen nichts anderes haben, und es ereignet sich diese Krankheit bey irgend einem Pferde, so schütte ihm ein Peint Dramm ein, spanne es dann wieder in das Geschirr, und mache es mitgehen; und es wird, wenn es eine Weile gegangen ist, ein Schweiß ausbrechen, wo es ihm dann wieder wie zuvor seyn wird. Ein Anderes, man nehme Sonnenblummen Körner das erstemal fünf, das zweitemal sieben und das drittemal neun, Morgens, Mittags und Abends, gieb solche dem Pferde zu fressen; reibe ihm auch zuweilen die Beine mit warmem Salzwasser. Sollte das Pferd Mangel in den Hufen leiden, so reiße ihm die Eisen ab, laße die Hufe ausschneiden, alsdann thue Fischöhl und Tarr in ein Geschirr, mache dies warm, und schmiere die Hufe warm auswendig und inwendig damit ein. Gieb ihm auch von dem schon beschriebenen Knochenpulver im Futter zu freßen.

Das 51. Kapitel.

Von der Pestilenz der Pferde.

Die Pestilenz entstehet theils aus schädlichen, faullichten, feinen Stoffen oder Dünsten, welche sich in der Luft entwickeln, und die Körper der Thiere, besonders wenn sie schon etwas Fermentation in sich besitzen, durch die Schweißlöcher und den Athem anstecken; theils von bösem, stinkendem und giftigem in sich gesoffenem Wasser, giftiger Weide und giftigem Futter; so wie auch durch giftige, stinkende, schädliche Nebeln, zumal in heißen Sommertagen. Diese Krankheit ist sehr ansteckend, und daher muß sogleich ein solches Pferd im Anfange von den gesunden Pferden getrennt werden. Dann ist diese Krankheit einmal eingerißen, so nimmt sie alle Thiere hinweg, welche zunächst in ihrem Bereiche sind. Die Zeichen dieser Krankheit sind unterschiedliche: 1. Wird ein Pferd von dieser Krankheit befallen, so beginnt zuweilen das Fieber mit einem plötzlichen äußerlichen Frost und innerlicher großer Hitze, welches man aus dem heißen und stinkenden Athem abnehmen kann. 2. Hänget es den Kopf und wird schläfrig. 3. Leidet auch dabey das Gehirn, so wird ein solches Pferd kollerisch und ungestüm, und siehet schrecklich aus den Augen. 4. Es stößt ihm oft über sich auf, ziehet die Seiten ein, und hat einen unersättlichen Durst. 5. Das Maul ist heiß und trocken, die Zunge schwarz, und ist über den ganzen Leib heiß anzufühlen. 6. Auch bekommt es bisweilen, vornemlich hinter den Ohren, an der Nase, am Kinnbacken, am Hals, an der Brust, an den Weichen, unten am Bauch und am Geschröt, verschiedenartige Beulen. Auch hinkt ein solches Pferd bisweilen. 8. Werden ihm auch zuweilen die Zähne los. 9. Der abgehende Mist und Harn stinket über die Maßen. Kur: Vor allen Dingen muß man den Leib offen halten, daher nehme die Brühe eines gekochten Hahns, ein Peint, thue hinein neun Eyerdotter, Baumöhl ein halbes Peint, mische es zusammen und Klystiere das Pferd zweymal den Tag laulicht warm. Auch soll man dem Roß im Anfang ehe diese Krankheit überhand nimmt, eine oder zwey Adern schlagen, und zwar entweder am

Hals oder die Sporader. Ferner nehme man Sauerampfer, koche ihn in Wasser, nehme von dieser Brühe ein Peint, und thue darzu Theriack zwey Quintchen, gestoßenen Safran ein halbes Quintchen, mische Alles zusammen, und schütte es dem Pferd lauwarm auf einmal ein. Ein Anderes, man nehme Baumöhl ein halbes Peint, das Weiße von Eyern ein Tschill, gleichfalls süßen Rahm ein Tschill, mische Alles zusammen, und schütte es dem Pferd auf einmal ein, welches dem Pferd das Gift aus dem Leibe hält; oder mache Bocksbeerenwurzel fein zwey Theelöffelvoll, thue sie in frische Milch gerade von der Kuh weg ein Peint, und schütte dies dem Roß auf einmal ein. Ein Anderes, man nehme Fenchelsaamen sechs Loth, Aloe vier Loth, mache dies fein und mische es zusammen, davon gieb dem Roß drey Loth in einem Peint warmen Wein ein. Ferner spieße Kröten lebendig durch den Kopf, schneide einen hölzernen Spieß an beiden Enden spitzig, an das eine Ende spieße die Kröte an, das andere Ende, stecke in den Boden, dürre sie in der Luft, alsdann lege eine davon über eine Beule oder Knopf. Sind mehrere Beulen da, so muß man auch mehrere Kröten aufschlagen, laße sie eine Zeitlang liegen alsdann werfe sie hinweg, und nehme wieder andere, und lege sie darauf. Diese Methode ist auch gut gegen den Schlangenbiß, wenn man sie wo der Biß ist, auflegt. Ein Anderes man nehme Tarr, Raßem ohngefähr zwey drittheile weniger als Tarr, und geriebenen Merrettig, Knoblauch und spanische Fliegen beydes zerstoßen, thue alsdann Alles in ein Geschirr, und koche es zu einem Pflaster, alsdann streiche es auf die Beulen, und lege dann feingemachtes Hanf- oder Flachswerg darauf. Soll dieses Pflaster gut seyn, so muß es sich von sich selbst heben oder halten. Lauft es ab, so thue mehr Raßem dazu, und koche es über. Ist es aber zu hart, so thue mehr Tarr dazu, und koche es ebenfalls über, bis es recht ist, und von selbst hebt. Ein Anderes, man nehme Sänohrenblätter, koche sie eine Weile in Waßer, alsdann nehme von dieser Brühe ein halbes Peint, schütte dies dem Roß ein. Man nehme auch Sänohrenblätter, verklopfe sie etwas, und binde Sie auf die eben herausgekommenen Beulen.

Wohlerfahrner Pferde-Arzt.

Dritter und Letzter Theil,

Welcher von allerhand Schäden und Gebrechen, 2c. der Pferde handelt, so wie auch die Behandlung oder Kur und Heilung derselben. Auch ist noch bey allen Kapiteln des ganzen Buches zu bemerken, daß der Stall bey jeder Krankheit stets rein, trocken, und weder zu Kalt noch zu Warm seyn darf.

Das 1. Kapitel.

Beschreibung von allerley Salben und Oehlen, bey den äußerlichen Schäden der Pferde zu gebrauchen.

Von der Mayländischen Salbe. Hiezu nehme man altes Schweineschmalz, Mayenbutter, von jedem zwey Pfund, Loröhl ein Pfund, Honig ein Peint, spanische Mücken eine halbe Unze, Grünspan und Alaun von jedem drey Loth, Vitriol zwey Loth, Salpeter zwey Quintchen, stoße dies zu einem Pulver, was zu stoßen ist, thue alles in ein Geschirr, und laße es über einem gelinden Kohlenfeuer mit stetem Rühren zu einer Salbe werden, und sey vorsichtig (wegen dem Feuer,) daß es nicht überlaufe, und hebe sie dann auf. Eine andere, nemlich Brandsalbe. Man nehme Waßer, welches vier und zwanzig Stunden über ungelöschtem Kalk gestanden ein Quart, Leinöhl ein Pfund, Camphoröhl sechs Loth, Hauswurzel Saft und Schölkraut Saft, von jedem zwölf Loth, mische und rühre alles untereinander zu einer Salbe. Eine andere, die Bettlers=Salbe genannt. Hierzu nehme man Teufelsabbiß, rothe Brennesseln und grüne Wachholderbeeren, von jedem zehn Loth, Enzian und Tobacksblätter von jedem acht Loth, Hirschzungenkraut und die mittlere Rinde vom Holderbaum, von jedem fünf Loth, stoße alles zusammen und mische es unter einander, alsdann nehme frischgestoßenen Butter zwey Pfund, thue ihn in ein Geschirr, und laße ihn nur ein wenig zergehen, nicht daß er heiß wird, alsdann schütte die oben genannten Stücke zu dem Butter hinein, rühre alles zusammen, und laße dies über dem Feuer so lange kochen, bis die darin befindlichen Stoffe anfangen zu rauschen; alsdann nehme das Geschirr vom Feuer hinweg, preße alles aus, rühre alsdann mit einem Haselnußstecken in der Salbe herum bis sie kalt wird, und sodann ist sie fertig. Sie dienet für Rauten, Geschwüre, geschwollenen Hals, allerley Geschwülsten, um sich fressende Schäden, erfrorne Glieder, Gliederwehe, und dem wüthenden Hundsbiß bey den Pferden. Wenn man diese Salbe anwendet, so muß sie täglich dreymal gebraucht werden. Wenn sie anfängt zu wirken, so verursacht sie Anfangs große Schmerzen, welches ein Zeichen ist, daß die Kur an=

geschlagen hat. Sie wird daher die Bettlers=Salbe genannt, weil sie zu allen Bettlers=Krankheiten angewendet wird, und sehr gut ist. Eine andere; man nehme ungarischen Antimonium, welcher der beste ist, zwey Pfund, gemeinen Antimonium ein und ein halbes Pfund, gebrannte Häfnererde sechs Pfund, mische alles zusammen, und distillire es mit starkem Feuer, so wird endlich ein Oehl herauskommen. Von diesem Oehl ziehe die Feuchtigkeit wieder hinweg, so wird ein braun=rothes Pulver auf dem Boden liegen bleiben; solches reibe wohl, und lege es auf einen glatten breiten Stein im Keller, so wird es sich zu einem rothen Balsam auflösen, und alsdann ist es fertig zu allen Schäden. Eine andere Salbe für die Struppen und Wunden an den Füßen; man nehme Grünspan, Alaun und Vitriol, von jedem drey Loth, Salpeter zwey Quintchen, Honig ein Peint, und laße alles über einem Feuer kochen. Eine andere, die Strasburger Salbe genannt. Man nehme aus dem Schmidtfeuer zusammen geschmolzene Steine oder Cinder, ein Loth, Grünspan vier Loth, Eßig zwölf Loth, und Honig acht Loth, diese drey letzte Stoffe koche wohl unter einander, hernach thue die erstbeschriebenen Sachen hinein, und rühre während dem kochen alles herum zu einer Salbe. Dies ist nun die berühmte Strasburger Salbe. Eine andere Salbe für alle Schäden, besonders wenn der Saum oben an dem Hufe aufgebrochen ist und eitert, so nehme man Vitriol zwey Loth, Alaun vier Loth, Turpentin ein halbes Pfund, Eßig ein halbes Peint, Honig ein Peint, koche alles zu einer Salbe. Ein anderes, um Froschöhl zu machen, nehme man lebendige Frösche, thue sie in ein Glas, und stopfe es wohl zu; alsdann grabe dieses in Pferdemist, und laße sie vierzehn Tage oder auch länger darinnen stehen, so wird sich dann ein Oehl bilden. Hernach nehme man dasselbe heraus, und laße das Oehl durch ein Tüchlein in ein Glas laufen, stelle dies an die Sonne, so wird sich das Oehl noch beßer läutern. Dieses ist gut für allerley Schäden. Noch ein anderes, um das Haber=Oehl zu machen, nehme man ein Stück alten Speck, stecke es so voll Haberkörner als man kann, alsdann halte ihn über das Feuer damit er bränne, darnach halte ihn über einen Eimer voll Waßer, daß es in denselben eintropfe; alsdann neh=

me man das auf dem Waßer schwimmende Oehl hinweg, und bewahre es zum Gebrauch bey alten Schäden auf. Ein anderes, man nehme Tarr, Fischöhl etwas mehr Tarr, etwas Raßem und etwas harte Seife, thue alles in ein Geschirr, und laße solches über dem Feuer zergehen. Dieses Pflaster dienet zum Oefnen, gegen mancherley Schäden und die Schweinung. Ein anderes, man nehme Schweinsfett, zwey Theile oder Fischöhl, Turpentingeist einen Theil, und mische es zusammen. Dieß ist gut für eine ungeöffnete Geschwulst im Winter um die Kälte davon abzuhalten. Eine Andere Schmier, nehme ungelöschten Kalch, thue ihn in ein Geschirr, schütte Brunnenwasser darüber, rühre es um, und laße dies über Nacht stehen; des Morgens nimm das auf dem Wasser oben aufschwimmende Häutchen hinweg alsdann nehme von dem Wasser etwas und halb so viel Fischöhl, alsdann vermische es zusammen, und gebrauche es gegen Verenkung.

Das 2. Kapitel.

Von allerhand Pflastern, wenn ein Pferd verwundet oder geschoßen wurde, welches den Brand und das faule Fleisch verhütet, die Kugel ausziehet und heilet.

Um folgendes Pflaster zu machen, nehme Tarr, halb so viel Raßem, etwas spanische Mücken, Knoblauch und Merrettig, mache Alles fein, alsdann thue dies in ein Geschirr, und koche es zu einem Pflaster, daß es sich von selbst hebt; alsdann schmiere davon auf die Haut wo die Verwundung ist, und lege feingemachtes Werg oben darauf, und wiederhole dies in etlichen Tagen wieder auf dem Schaden bis zur Heilung. Dabey ist zu bemerken, daß das Pflaster jederzeit soll warm aufgeschmiert werden. Auch heilet es den Fißel, Bollübel, Gewächse sonstiger Art, die Kummet-Blasen an der Brust, so wie auch einigen sonstigen Knopf. Ein anderes Pflaster. Man nehme Sauerteig und Teufelsdreck und koche diese Bestandtheile in Eßig zu einem Pflaster, so daß es sich von selbsten hebt. Dieses Pflaster dienet gegen den Bollübel und den Fissel. Der Bollübel hat seinen Sitz hinter den Ohren, und der Fissel auf dem Bug. Ein anderes Pflaster gegen die Pest=Beulen, man nehme Turpentin vier Loth, Venedische Seife acht Loth, laße dieß in einem Geschirr und über gelindem Kohlenfeuer zergehen, alsdann rühre allmählig glänzenden Nuß drey Loth darunter; hernach rühre darunter Theriak ein Loth, und laße die Maße kalt werden, und vermische damit vier Eyerdotter, frische Butter vier Loth, rühre alles gut zusammen, alsdann thue noch hinzu Sauerteig vier Loth, gemeines Salz zwey Loth, Honig ein und ein halbes Loth, und laße alles noch einmal kochen, und rühre es nachdem noch einmal herum, nachher ist es fertig und dienet für allerhand Schmerzen. Um Dörrpflaster zu machen, nehme man ungelöschten Kalk ein Pfd. Mehl ein halbes Pfund, Honig so viel bis es zu einem Teig genug ist, Salz eine Handvoll, und das Weiße von elf Eyern, und vermische alles zusammen. Dieses ist gut, wenn ein Pferd etwas Wehes am Hufe hat, oder vernagelt wurde, da man sodann dieses Pflaster auf die Schäden bringt. Ein anderes Pflaster. Man nehme Pech, Weizenmehl und Eßig, und rühre solches in einem Gefäß über dem Kohlen Feuer gehörig unter einander, und schlage es sodann mit Hanfwerrig um den Fuß.

Das 3. Kapitel.

Von alten Schäden und Brüchen unter dem Sattel und Kummet.

Einige alte Schäden zeigen sich bisweilen auf der Haut des Rückens als weiße Bläschen, welche sehr aufgelaufen sind, und welche alte freßende Schäden anzeigen, und die öfters vom Druck des Sattels u. s. w. herrühren, und manchesmal Würmchen enthalten. Diese Bläschen soll man ein wenig öffnen, und mit Aschenlauge zuweilen auswaschen. Ein anderes man nehme Wollkraut, Flöhkraut, Weißeichenlaub oder Rinde, und Peneroil, und thue alles in ein Geschirr, alsdann schütte Eßig darüber, und koche dies eine Weile; alsdann nehme man daßelbe vom Feuer, thue gestoßenen Alaun hinzu, und wasche den Rücken und den Schaden damit. Ist der Schaden offen, so nehme den Krautstengel, wenn der Krautkopf abgeschnitten ist, trockne ihn im Schatten, und alsdann nehme man alte Schuhsohlen, brenne diese zusammen zu einem Pulver, und streue nach dem Waschen, von diesem Pulver auf den offenen Schaden. Mit der eben beschriebenen Abkochung habe ich schon verschiedene Pferde mit gutem Erfolg behandelt, worunter ein Pferd war, das eine Geschwulst wie eine Wurst mitten auf dem Rückstrang, zwischen dem Kreuz und dem Bug', so dick als ein Arm, hatte, nach der Eröffnung derselben kam viel Blut und Waßer heraus, und dann kurirte ich diesen Schaden vollkomen. Ein anderes, man nehme Hundsbeine, oder den Kopf von einem todten Hunde, brenne diese zu Pulver, und streue es in den Schaden. Ein anderes, nim̃ Bärentatzenkraut, dürre es, und streue von diesem Pulver in den Schaden. Ein Anderes, man nehme ungelöschten Kalch drey Händevoll, Brosame von Schwarz- oder Kornbrod und Honig so viel als nothwendig ist, um einen Teig daraus kneten zu können, lege ihn hernach ins Feuer, bis er gar verbrannt ist; alsdann mache daraus ein Pulver, und streue davon zuweilen in den Schaden ein. Ein Anderes, wann ein Roß eine Wunde auf dem Bug oder sonst an einem Theil hat, wo die Oeffnung oder das Loch derselben von außen enge, dagegen aber im Innern tief und weit ist, alsdann nehme Christwurzel, schabe sie ein wenig, und lege dieselbe über Nacht in Eßig, binde dann einen Faden an das dickere Ende, und stecke das dünnere Ende tief in die Wunde; laße den Faden heraushängen, damit man die Wurzel wieder herausziehen kann; dadurch nun entsteht eine Geschwulst tief in der Wunde, welche aber inwendig rein und sauber wird, so wie auch anfängt zu heilen. Um einen Stein gegen alte Schäden zu verfertigen, nehme man grünen Vitriol ein Pfund, weißen Vitriol ein halbes Pfund, Alaun ein und ein halbes Pfund, Kochsalz und Salpeter, von jedem sechs Loth, Weinstein- Wermuth- Wegwart- und Flöhkrautsalz von jedem ein Loth, und thue Alles in einen glasurten irdenen Tiegel oder Hafen, gieße so viel Eßig darüber daß Alles weich kochen kann, rühre es während dem Kochen um, und so wie es anfängt dicklicht zu werden, alsdann rühre hinein venetianisches Bleyweis ein halbes Pfund, aber dann muß man mit dem Rühren aufhören, und die Maße zu Stein werden laßen. Hernach schlägt man den Tiegel entzwey, und hebt den Stein zum Gebrauch auf.— Will man ihn gebrauchen, so thue ein Loth davon in Fluß= oder Regenwaßer, und laße dies eine Weile ruhig stehen, alsdann schütte es um, und wasche den Schaden damit aus, befeuchte auch ein leinenes Tüchlein damit und lege es über den Schaden.

Das 4. Kapitel.

Von den Apostemen, den Warzen ähnlich am hintersten Theil der Füße bey den Fersen.

Diese offenen Aposteme, aus welchen ein wäßerndes unnatürliches oder wildes Fleisch heraushängt, kommen von Flüßen her, welche sich auf die Schenkel geworfen haben, und je älter sie sind desto schwerer sind sie zu heilen. Kur: Man hält das Pferd am Freßen und Saufen schwach, schlägt ihm zur Ader, und untersucht die Höhle des Geschwürs, putzet sie aus, macht blauen Vitriol fein, thut ihn in Eßig, tunket Werg da hinein, und stopft damit die Wunde voll. Ueber eine Weile ziehet man das Werg heraus, putzt die Wunde wieder aus, und stopft wieder frisches Werg, mit dieser Flüßigkeit befeuchtet in dieselbe ein, und so wiederholt man dieses etliche Tage hintereinander; alsdann schmiere die Wunde mit vermischtem Tarr und Fischöhl einigemal. Ist die Wunde trocken so streue gepulverten Vitriol hinein. Ein Anderes, nehme Teufelsdreck, Salpeter und Vitriol von jedem vier Loth, Eßig so viel es nöthig ist, damit es eine Salbe giebt, und bestreiche damit zuweilen das Geschwür. Tröpfle auch heißes Oehl in die Wunde; hernach wasche sie mit Eßig aus.— Nachdem streue gepulverten Vitriol hinein, und binde Werg darauf. Ein Anderes, gegen die Krähenaugen, welche unter den Sohlen im Hufe ihren Sitz haben, und aus wässerigten Blasen bestehen. Sie liegen zuweilen ziemlich verborgen, so daß wenn man in den Huf sieht, so glaubt man es wäre alles gut, starrt man aber in dem Graben des Frosches, so kommt schwarze stinkende Materie heraus. Auch geht das Pferd dabey Lahm daran. Man nehme dagegen blauen gepülverten Vitriol, thue ihn in Eßig, tunke Werg hinein, und stecke es in den Riß bey der Sohle, und wenn der Schaden geheilt ist, dann laße den Huf des Pferdes gut ausschneiden.

Das 5. Kapitel.

Von den Aposteinen, oder Geschwülsten der Gailen, oder Hoden.

Diese Krankheit entsteht sowohl aus innerlichen als auch aus äußerlichen Ursachen. Die innerlichen Ursachen sind: Blähungen, Flüße von hitzigen oder kalten Feuchtigkeiten, ꝛc. welches durch Auftreibung des Geschröts, wenn man genau darauf Achtung giebt, leicht erkannt wird. Aeußerliche Ursachen sind vom Schlagen, Stoßen, Beißen, Stechen und Fallen des Pferdes und dergleichen mehr. Die Zeichen sind wie folgt: Kommt die Geschwulst, oder Aufblähung des Geschröts von dem Ueberfluß hitziger Feuchtigkeit, so ist der Ort nicht allein fast heiß anzugreifen, sondern das Pferd hat auch große Schmerzen. Entsteht aber das Uebel von kalter Feuchtigkeit so ist die Geschwulst sehr hart und dick, die Schmerzen so wie die Hitze ist daselbst weniger als bey der erstern Art. Kur: Vor allen Dingen muß man den Leib durch Klystieren offen zu erhalten trachten, ihm auch eine Ader öffnen, wann die Ursache hitziger Art war. Auch soll man im Anfange die schon mehrmals beschriebene Schmier aus Tarr, Naßem, Fischöhl und Seife bestehend, warm in den Schaden einreiben, und hernach das Pferd wo es eingeschmiert war, beräuchern. Ein Anderes, man nehme Kühekoth vermische ihn mit Eßig, und lege dies warm auf. Ein Anderes, man nehme Gerstenmehl und

Baumöhl, mische dieses zusammen zu einem Pflaster, und lege solches über die Geschwulst. Ist Flußwaßer in der Nähe, so wäre es gut wenn man das Pferd täglich bis an den Bauch Strom aufwärts ins Waßer ritte, wobey man dasselbe eine Weile darinnen stehen läßt. Ein anderes, man nehme Baumöhl, und Silberglätte, mische diese beyden Artikel durch warm machen zusammen, und reibe solches zuweilen in den Schaden ein. Ferner, ziehe man ihm auch hinten am Schlauch ein Haarseil durch, damit der Unrath herauslaufe, und heile es später mit den oben beschriebenen Salben wieder zu. Ein anderes, wenn das Pferd daselbst Knöpfe zum Aufbrechen bekommen hätte, so lege man ihm das erwähnte Zugpflaster aus Tarr, Naßem, ꝛc. bestehend, auf. Es zertheilt entweder diese Knöpfe, oder zieht dieselben auf. Sind sie aufgebrochen, und die Unreinigkeit hat sich ziemlich entleeret, sodann nehme Weißeichenlaub oder Rinde, Flöhkraut, Peneroil und Altenmannsbart, thue dieses Alles in ein Geschirr, schütte Eßig darüber, koche es eine Weile, und wasche damit etliche Tage hinter einander die Wunden aus. Sind die Wunden rein, sodann streue von dem schon beschriebenen Pulver aus getrocknetem Weißkrautstengel und alten Schuhsohlen bestehend, ein; welches sie trocknet und heilet, so wie auch sonstige frische Wunden. Auch stillet es das Gliedwasser. Wenn aber diese Krankheit gar nicht weichen wollte, alsdann schneide ihm die beyden Hoden oder Steine heraus, und heile nachher die Wunden zu. Wären aber die Schmerzen und die Geschwulst darnach groß, sodann nehme man Schwertlienöhl, Chamillen= und Rosenöhl, von jedem vier Loth, mische alles zusammen, und schmiere damit den schmerzhaften Theil.

Das 6, Kapitel.

Von dem Aussatz, der Krätze und dergleichen Krankheiten der Pferde.

Ein Pferd, welches den Aussatz noch nicht zu lange hat,

kann noch durch Mittel davon befreyet werden. Ist aber derselbe schon veraltet, so ist alsdann nichts mehr dagegen auszurichten. Ist der Aussatz noch frisch, so stellet man ein solches Pferd an einen warmen Ort, und giebt ihm ein leicht verdauliches Futter, welches seiner Natur gut zuträgt, wodurch es zwar Fett wird, aber kein dickes Geblüt gebildet wird. Daher gebe ihm angebrühte Gerste und Weizenkleyen zusammengemischt und angenetzt. Das ihm zu freßen gebende Heu wird mit warm Waßer angefeuchtet und etwas Salpeter darunter gemischt. Morgens, so wie Abends (ehe man dem Pferd etwas zu freßen giebt) führt man es eine Weile gemächlich im Freyen herum. Ferner schmiere man es des Abends mit warm gemachter Schmierseife gut ein, alsdann laße über Nacht das Pferd ruhig stehen, und den andern Morgen wasche die Schmierseife mit warmem Waßer wieder ab; alsdann nehme Weißeichenlaub oder Rinde, Flöhkraut, Holderwurzel, Peneroil und Kürbisblätter, thue Alles in ein Geschirr, schütte Eßig darüber und koche dies eine Weile; alsdann schütte nach dem Abnehmen vom Feuer etwas Alaun hinein, und nachher wasche das Pferd damit, und wiederhole diese Abwaschung einige Tage hintereinander. Nach diesem laße man dem Pferd an der rechten Seite des Halses zur Ader, steche ihm den Gaumen, nehme das Blut, vermische es mit Eßig, und reibe dies in die Haut den Haaren entgegen gut ein. Ist Alles dieses geschehen, so gebe ihm folgendes: Nehme Myrrhen, getrockneten Quendel und Tausendgüldenkraut, eines so viel als das Andere, mache dies zu Pulver, und gebe ihm acht Tage hintereinander von diesem Pulver auf dem Futter zu freßen. Die Krätze entsteht gewöhnlich von Hunger, schlechtem verderbenem Futter, oder durch Ansteckung von andern krätzigen Pferden und dergleichen mehr. Man hat einen Unterschied zwischen der feuchten und trockenen Krätze; wovon die letztere Art die gewöhnlichste ist, in welcher die Haare ausfallen, und die Haut mit mehr oder weniger Scharf bedeckt ist. Die Krankheit dieser zwey Arten, ist zwar immer dieselbe, und der Unterschied hat blos in der Körperbeschaffenheit des Pferdes seinen Grund. Hat daher ein Pferd krätzartige Schärfe in seinem Blut, und wird dann von einem andern Pferde, welches trockene Krätze hat, angesteckt, so bekommt es gerne die feuchte, und so umgekehrt die trockene Krätze. Die kürzeste Art ein Pferd von der Krätze zu befreyen ist folgende: Man gebe dem Pferd alle Tage Morgens und Abends einen Löffelvoll Schwefelblumen ein, schlage ihm eine Ader auf, hernach nehme Schwefelblumen, Alaun und rohen Schwefel, mische und mache Alles fein zu Pulver, schütte Lein- oder Fischöhl dazu, damit es zu einer Salbe werde, und wasche das Pferd zuerst mit Seifenwasser, hernach, wenn es wieder trocken ist, so schmiere es mit dieser Salbe ein wo es krätzig ist. Es ist selten daß man zweymal damit zu schmieren nöthig hat; und wann ein solches Pferd einmal geschmiert ist, so steckt es die andern Pferde nicht mehr an.—Die Mauke rührt ebenfalls von schlechtem, saurem auf feuchtem und sumpfigtem Boden gewachsenem Heu, feuchten Stall, und wenn man das Pferd, besonders aber dessen Beine nicht reine hält, her. Sie fängt an mit einer Geschwulst, am gewöhnlichsten an den Hinterköthen, die auch hinten an ihrer ganzen Länge anschwellen. Jedoch ist diese Geschwulst nicht schmerzhaft; denn das Pferd hinkt wenig oder gar nicht. Nach einigen Tagen bricht diese Geschwulst auf, die Haut bekommt daselbst Spalten oder Riße und schwäret. Die Haare heben sich in die Höhe und fallen zuletzt aus. Auch sondern solche Geschwüre eine fette, scharfe Feuchtigkeit von sich ab. Dieser Weiterverbreitung sucht man vorzubeugen, und heilt diese Krankheit von innen heraus, indem man dem Pferde täglich eine bis zwey Händevoll geriebenen Merrettig unter das Futter mischt. Auf das Geschwür an den Köthen legt man einen Umschlag bestehend aus Sauerteig und Teufelsdreck, in Eßig zu einem Pflaster gekocht, und überschmiert bis die Geschwulst, Härte rc. im Gelenke hinweg ist, und das Geschwür anfängt zu fließen; alsdann muß daßelbe um es auszutrockenen mit Kalchwasser gewaschen werden.—Sollte aber dies nicht hinreichend seyn, so nimmt man vier Loth gepulverten Grünspan, ein viertel Pfund Eßig und zwölf Loth Honig, koche Alles in einem so großen irdenen Topf, daß es beym Schäumen nicht überkocht, und zu einer Salbe werde, womit man das Geschwüre schmieret. Ein Anderes, man nehme blauen Vitriol, löse ihn in Wasser auf, und wasche das Geschwür damit aus. Der Straubfuß oder die Rappe, wird durch dieselbigen innerlichen und äußerlichen Mittel behandelt, wie bey der Räude angegeben wurde. Diese Krankheit besteht in einem krätzigen Geschwür in der Mähne. Ein solches Roß reibt sich durch das Beißen die Haare an der Mähne und dem Schwanz ab. Auch gieb man ferner dagegen Morgens und Abends einen Eßlöffelvoll Schwefelblust dem Pferde mit dem Futter ein. Nachher schmiere den räudigen Ort mit Turpentinöhl ein, so wird es heilen. Auch giebt es Pferde, welche sobald sie an dem Zaum angehängt sind, und warm sind, sodann sich in einigen Dreck hineinfallen lassen, und sich oft mitsammt dem Sattel darin herumrollen, indem sie durch das Beißen auf der Haut eine große Plage haben. Um dieses zu vertreiben, nehme man einen neuen Striegel, und striegle das Roß gehörig hart damit, nachher nehme man Ruß und Salz, reibe es fein und gut zusammen, alsdann reibe das Pferd recht hart damit, worauf es wird ruhig werden.

Das 7. Kapitel.

Von den Adern, welche verenkt, angeschwollen und zu kurz geworden sind.

Die Adern, welche bisweilen zu kurz werden, sind folgende Ursachen daran Schuld als: Durch heftiges Reiten im bösem Wetter, vom Springen und Schlagen, wann ein hitziges Roß einen Sprung machet und ihm dabey das Geäder einschnurret, so als wenn ihm ein bein gebrochen wäre. Kur: Vor allen Dingen suche das Pferd zu Lariren, mit der schon oft erwähnten Larierkugel, und gebe ihm Morgens ehe es gefreßen hat ein Klystier. Alsdann laße ihm sogleich die Eisen abreißen und die Hufe gehörig ausschneiden; meße das Pferd ganz von einem Gewerbe bis zum andern mit einer Schnur, und ritze es allemal ein wenig, damit es blute. Nehme sodann zu jedem Ritzen weißes Papier ein viereckiges Stück, mache dieses ein wenig blutig, und bohre es in einen Baum gegen Sonnenaufgang. Hat ein Pferd an irgend einem Fuß eine Ader angestoßen oder verenkt so daß es hinkt, so nehme man alsdann Baumöhl, lebendige Regenwürmer, thue Alles in ein Geschirr und siede dieß über einer Glut, bis die Würmer dürre sind, hernach gieße etwas Rosenöhl dazu, mische Alles untereinander, und schmiere den beschädigten Theil des Pferdes täglich dreymal damit ein. Ein Anderes, ist das Geäder des Pferdes geschwollen, so siede dann geriebenes Roggenbrod in Eßig zu einem Brey und binde ihn so warm als es das Pferd erleiden kann über den Schaden; oder grabe (noch nie gefrorne) rothe Erde auf, nehme davon und mache sie fein, dann vermische sie mit Eßig zu einem Teig, und schmiere ihn dick auf die geschwollene Stelle, und so wie er trocken wird, so mache ihn ab, und schmiere geschwind wieder einen andern darüber. Ein Anderes, ist ein Pferd, auf eine Ader heftig gestoßen worden, sodann nehme man ungelöschten Kalch, vermische ihn mit Eyerweiß, und binde ihm dies etliche Tage über den Schaden. Ein anderes Mittel, damit das Geäder gelinder werde, nehme man Käsepappeln und Köhl, von jedem drey Händevoll, Schweinefett ein halbes Pfund, koche es gut zusammen, und schmiere dem Pferd die Füßen von unten bis an den Bug gehörig warm damit ein. Eine andere vortreffliche Schmier, man nehme Pferdeschmalz, Baumöhl und Unschlitt von jedem zwey Pfund, Hüner- Enten- und Gänsefett, von jedem etwas, Pferdeknochen drey Pfund, Hundeknochen, zwey Pfund, thue die Fette Alle in ein Geschirr, und mache sie warm, so daß man sie ausgießen kann, hernach schlage die Beine in Stücke, thue sie dann in einen neuen glasurten Hafen, und laße sie über dem Feuer glühend werden; gieße sodann die gemischten Fettigkeiten, nachdem die Knochen vom Feuer hinweggenommen sind geschwind über die Beine, decke es dann geschwinde zu, damit die Beine und die Fettigkeiten nicht Flammen fangen, und laße es kalt werden.— Nachdem Alles kalt ist, dann nehme man die Knochen heraus, thue sie in einen andern glasurten Hafen, und hebe die Fettigkeit in dem ersten Hafen auf. Diese Salbe ist gut gegen etwas Verenktes zu Schmieren. Die Beine in dem andern Hafen treibe mit starkem Feuer, wodurch ein lautriechendes Oehl herauskommt. Dieses hebe auf und schmiere die verzukte oder verkürzte Adern damit. Gleichfalls ist es auch zum Einreiben gegen die Schweinung sehr gut und nützlich.

Das 8. Kapitel.

Von dem Aderlaßen der Pferde.

So nützlich das Aderlaßen einem Pferde ist, wenn solches in gewißen Krankheiten und zu rechter Zeit, vorgenommen wird; eben so schädlich ist es aber auch in anderen Krankheiten, wo man deßelben nicht bedarf, besonders in der Kehlsucht; denn wenn man in dieser Krankheit dem Pferd eine Ader öffnet, so ist entweder der Tod gewiß, oder verursacht doch eine sehr langwierige Krankheit. Es ist aber heutiges Tages leider der Misbrauch so sehr eingerißen, daß wenn einem Pferd irgend etwas fehlt, man ihm sogleich zur Ader läßt, sogar auch ob man davon Kenntniß hat oder nicht, wodurch dann manches schöne, gute und theure Roß durch einen einzigen Aderlaß verwahrloset und zum Tode befördert wurde, wie die Beyspiele es hinlänglich bestätigen. Um sich alsdann zu entschuldigen, heißt es die Lunge ist ihm aufgelaufen oder faul; die Leber ist schwarz oder hart! — Man bedenkt aber nicht, daß wenn ein Pferd nur einen halben Tag todt darnieder liegt, daß es gerade aufläuft. Oder, man entschuldigt sich damit, daß es das Gelbe Waßer und dergleichen mehr habe; und läßt dann das wenige gesunde und gute Blut heraus laufen, und das Schlechte bleibt im Körper sitzen, und es entstehet dadurch dann eine andere Krankheit. Man muß daher aufmerksam seyn, in welcher Krankheit das Aderlaßen gut sey oder nicht. 1. Soll man jungen Pferden nicht zur Ader laßen, es sey denn der äußerste Nothfall erfordere es. So wie 2. Auch nicht den ganz alten Pferden. 3. Soll man an keinem Glied laßen, wo der Schaden oder der schmerzhafte Ort ist. 4. Soll man in den nächsten drey Tagen keinem Pferde zur

Ader laßen, in sofern man den Antimonium gebraucht hat. 5. Deswegen soll man, besonders in innerlichen Krankheiten, statt des Aderlaßens, zu gewißen Zeiten ein Quentchen Antimonium eingeben, welches das Blut mehr reiniget als zwölf Aderläße es zu reinigen vermögen. Doch bey allem dem sind die Aderläße nicht ganz zu verwerfen, wenn sie im Nothfall an blutreichen oder hitzigen Pferden, in Kollern, Kopfkrankheiten, und Rehen, so wie auch in der Pestzeit und mehreren anderen Krankheiten, welche die Aderläße höchst nöthig haben, vorgenommen werden; so wie es bisweilen Pferde giebt, die von sich selbsten laßen. Niemals sollte man die Pferde an die Aderläße gewöhnen, und ihnen auch niemals so viel Blut laufen laßen als ob man sie metzeln wollte, und ihnen dadurch mehr Schaden zufügen, als wenn man die Aderläße gänzlich unterließe. Man soll im Kalender alle Aderlaßzeichen auf der Aderlaßtafel nebst den zwölf Zeichen sich wohl merken. Jedoch ist der Nothfall da, so muß man auf gar keine Zeichen sehen, sondern Aderlaßen wann es nöthig ist. Die Stellen an welchen das Aderlaßen immer schädlich ist, sind folgende: 1. Nahe bey dem Geschröt. 2. An den Füßen wo das Horn anfängt, welches man auch den Saum oder den Preis nennt. 3. Soll man auch nicht sehr müden Pferden vor dem dritten Tag zur Ader laßen. 4. Nach jedem Aderlaßen giebt man dem Pferd einmal des Tages angebrühte Gerste. Im Herbst läßt man auf der linken, im Sommer aber auf der rechten Seite zur Ader. Jedoch findet auch da im Nothfall Ausnahme statt.

Das 9. Kapitel.

Von der Nachgeburt, wenn sie nicht von der Mähre will.

Zuweilen trägt es sich zu, daß die Nachgeburt (nachdem das Füllen zur Welt gebracht wurde,) sich nicht lösen will; welche entweder durch das Unvermögen der austreibenden Kraft, oder durch eine große Menge verdickten Geblüts, in der Gebärmutter liegen und sitzen bleibt. Um, da die Nachgeburt von der Mähre auszutreiben, nehme man Schießpulver, Alaun, u. Schwefel, von jedem gleichviel, mache alles fein, nehme davon einen Löffelvoll in einem halben Peint Eßig und schütte der Mähre solches ein, und wiederhole dies etlichemal also. Dieses Brandpulver dienet auch gegen Rothlauf und Brand bey Pferden. Ein anderes, man nehme Süßfenchel sechs Loth, und koche es eine Weile in einer hinreichenden Quantität Waßers, alsdann nehme man von dieser Brühe ein Peint, thue dazu Wein ein halbes Peint, und Baumöhl acht Loth, mische alles zusammen, und schütte es der Mähre auf einmal ein. Wenn eine Mähre lange mit dem Füllen gegangen wäre, oder es hätte von ihr genommen werden müssen, wobey die Mähre sehr beschädiget worden wäre; sodann nehme man dagegen Muskatenblüthe, Zimmetrinde und Nägelein, von jedem gleichviel und feingemacht, so viel als auf einem halben Thaler liegen bleibt, thue dies in ein halbes Peint Brändy, und schütte solches auf einmal ein, welches die Mähre gehörig reinigen oder säubern wird.

Das 10. Kapitel.

Von dem Anreichen der Pferde.

Dieses ereignet sich gewöhnlich bey einem noch jungen, schwächlichen Pferde, wenn es sich mit den hintern Hufen an die vordern Beine an das Geäder oder die Fesseln anreichet, welches sehr gefährlich wird wenn man es lange anstehen läßet. Die Kegeln sind dabey auswärts gebogen; das Geäder ist geschwollen, und bald tritt die Schweinung daselbst ein. Dagegen nehme man Weißeichenlaub oder Rinde, Flöhkraut, Peneroil und Wollkraut, koche alles zusammen in Eßig, und alsdann wasche und reibe das Bein zuweilen gehörig damit ein; nachher nehme man Tarr, Rassem, Fischöhl und harte Seife, thue diese Stoffe alle in ein Geschirr, und lasse dieselben sieden bis sie alle vergangen sind, alsdann schmiere das Bein warm damit ein. Lasie ihm auch das Eisen abreißen und den Huf ausschneiden; sodann schmiere ihm denselben ebenfalls mit obiger Schmiere gut ein, damit das Pferd nicht die Hufschweinung bekommt. Zuweilen entstehen die Schmerzen und die Schweinung unten am Hufe, und verbreiten sich von da in das dicke Fleisch, welches man durch das Sehen leicht wahrnehmen kann. Ein anderes Mittel, man nehme Bierhefe ein Peint, Eßig ein halbes Peint, Salz drey Händevoll, drey Knoblauchshäupter, und etwas Brosamen von Roggenbrod, thue alles in ein Geschirr, und vermische es bey einem Kohlenfeuer und schlage es warm über. Ein anderes, man mache einen Teig von ungelöschtem Kalch und Eyerweiß, streiche ihn auf ein blaues wollenes Tuch und schlage es um den Schaden. Laße es vier Tage darauf liegen, sodann nehme es ab, und schmiere das Geäder mit warmem Fischöhl ein.

Das 11. Kapitel.

Von dem Rothlauf.

Dieses Uebel bekommen gemeiniglich diejenigen Pferde, welche schwere Lasten auf dem Rücken tragen müßen, wodurch ihnen große Beulen an den Schenkeln anschießen, welche hart wie Steine bisweilen sind, voll Eiter stecken, und in ihrem Umfange mit vielen kleinen Bläschen umgeben werden. Ueber solche Theilen soll man folgendes Pflaster legen, um sie zu zeitigen, als: Man nehme Tarr, Raßem, spanische Mücken, Merrettig und Knoblauch, mache es fein, thue Alles in ein Geschirr, und koche es zu einem Pflaster, daß es sich von selbst hebt; alsdann schmiere es auf die Beulen und deren Umfang, mache alsdann Werg fein und klebe es auf das Pflaster, so wird es die Beulen zeitigen oder aufziehen, oder öffne sie mit einem Messerchen; alsdann nehme grünes Weißeichenlaub oder Rinde und Flöhkraut, koche dies in Eßig eine Weile, nachher thue Alaun hinein, und wasche die Beulen etliche Tage lang damit aus. Nachher brenne Krautstengel im Schatten getrocknet und alte Schuhsohlen, mache Alles zu Pulver, und streue davon in die Beulen, und halte sie damit trocken, bis Alles geheilt ist. Dieses Pulver stillet das Gliedwasser, oder wenn ein Pferd den Schopf abgestoßen hat, dann hebe ihn auf, streue ihm von diesem Pulver darunter, und ziehe den Schopf wieder darauf.

Das 12. Kapitel.

Von dem Auskegeln.

Bey diesem Uebel steht das Pferd auf der Spitze des Hufes, wobey die Feßel und das Geleig krumm oder gebogen sind. Hier muß man den Kegel sogleich ineinander ziehen, und zwar auf folgende Art: nehme einen Prügel der ziemlich das Fülsgeleig ausfüllet; dann nimmt Jemand den Huf herauf, so als wenn er das Pferd beschlagen wollte; ihrer zwey heben nun obigbeschriebenen Prügel auf jeder Seite recht hart in das Fülsgeleig. Derjenige welcher den Fuß hält, nimmt halt am Huf, und reißt dreymal schnell über sich. Nach diesem schmiere das Pferd an dem Knöchel mit dem im 10ten Kapitel dieses Theils beschriebenem Pflaster aus Tarr, Naßem, Fischöhl und harter Seife bestehend, gut ein. Ein Anderes, man nehme ein ungefähr sieben Zoll breites Leder, schneide es so daß es gut paßt, wasche das Bein mit Eßig und Salz, nachher schnüre das Leder um das Bein an den Kegel, und zwar so, daß das Leder unten ein wenig weiter als oben werde; alsdann drehe das Leder nach dem zuschnüren hinüber und herüber, bis es über dem Knöchel herunter ist, sodann laße das Pferd etwas gehen. Ein Anderes, auch sattlen manche das Roß, hängen den gesunden Fuß in den Steigbügel, und laßen das Roß auf dem lahmen Fuß vier und zwanzig Stunden stehen. Während dieser Zeit nimmt man gestoßenen Flachssaamen ein halbes Pfund, Honig vier Löffelvoll und Eßig so viel man bedarf, kocht Alles zu einem Brey, und bindet es dem Pferd warm über den Schaden. Sind nun die vier und zwanzig Stunden herum, so laße es einige Schritte auf dem lahmen Fuß gehen, und alsdann laße den gesunden Fuß nachher wieder herunter.

Das 13. Kapitel.

Vom Beinbrechen.

Das Beinbrechen der Pferde ist meistentheils schwer zu kuriren; aber es kann dennoch gethan werden, wenn keine Knochen herausgebrochen sind. Oberhalb dem Knie ist ein Bruch geschwinder zu heilen als unterhalb demselben. Um einen solchen Bruch wieder in Ordnung zu bringen, macht man dem Pferd einen Stand, daß es enge darinnen stehet, und sich anlehnen kann. Wenn es nun beym Reff und Krippe oder dem Trog steht, daß man einen Riegel hart hinten durchmachen kann; alsdann grabe ein Loch nicht so sehr weit, hacke Wippen zusammen, und stopfe das gegrabene Loch damit voll, und laß es das zerbrochene Bein darauf ruhen, doch so daß es nicht fest darauf stehet; alsdann ziehe man Gurten unter dem Pferde durch, und oben bringt man Walzen an, wodurch das Pferd so in die Höhe kann gewalzet werden, daß es zur Noth auf die drey guten Beine zu stehen kommt. Nachher ziehe eine Gurte an der Brust herüber, und an den Schulterblättern zurück, und an der vordern Gurte festgemacht. Um das Pferd beyzuhohlen, wo es war, als es das Bein zerbrochen hatte, nehme man ein breites und langes Tuch, welches unten und oben über das Knie hinüber langt, und hänge es an den Leib fest, aber doch nicht zu hoch, sondern gerade so, daß der Bruch nicht auf= oder abrutschen kann, und laße es auf den drey gesunden Beinen bis zum Stande gehen, dann stelle es so wie schon beschrieben wurde, alsdann nehme man warmen Eßig und geschabte Seife, wasche das gebrochene Bein gut ab, und strecke ihm dasselbe ein wenig, damit die gebrochenen Knochenstücke wieder aufeinander kommen. Nachher schindle das Bein, mit Schindeln welche vorher etwas nach dem Beine geschnitten und in ein Tuch genähet wurden, gut ein, und laße jeden Tag öfters oben an den Schindeln

Eßig hineinlaufen. Im Winter ist der Eßig erwärmt und im Sommer kalt anzuwenden. Am 9ten Tag laße die Walzen etwas nach, damit das Pferd auf den drey guten Beinen beßer stehen kann; aber das gebrochene Bein muß auch auf den gehackten Wippen stehen bleiben. Ein Pferd, welches den Fuß gebrochen, und wieder geheilt wurde, und nicht über fünf Jahre alt ist, wird wieder tüchtig zum Reiten oder irgend einigen Gebrauch. Ein altes Pferd taugt nach der Heilung des Beinbruchs hingegen nur noch zum Ziehen. Das zerbrochene Bein eines Füllens schindle man und laß es laufen.

Das 14. Kapitel.

Von dem Schlangenbiß und anderer giftiger Thiere.

Ist ein Pferd von einer giftigen Schlange oder einem andern giftigen Thiere gebißen oder gestochen worden, so sind die Kennzeichen folgende, nemlich: 1. Der ganze Körper des Pferdes zittert. 2. Die Augen laufen ihm aus und sind mit ein wenig Blut unterlaufen. 3. Wird ihm nicht alsbald geholfen, so fallen ihm die Haare aus dem Schopf oder der Mähne aus. 4. Um die Bißwunde herum entstehen wäßernde Bläschen. 5. Läßt es die Ruthe heraushängen. Kur: Man nehme Säuohrenblätter eine hinreichende Menge, klopfe und drücke den Saft aus, und binde dem Roß von demselben auf die Wunde. Von der Brühe gieb ihm einige Löffelvoll auf dem Futter zu freßen, oder schütte ihm dieselbe ein. Auch kann man Säuohrenblätter aufheben und im Schatten trocknen, und wenn sie gedörrt sind, bey vorkommenden Fällen fein machen, und ihm jedesmal zwey Löffelvoll auf dem Futter zu freßen geben. Auch kann man sodann die Blätter in Waßer kochen und dieselben über die Wunde schlagen; und will das Roß nicht mehr freßen, so schütte ihm zuweilen ein halbes Peint von dieser Brühe ein. Ein anderes, man nehme gestoßene Lorbeeren zwey Loth, Wein ein Peint, mische diese unter einander, und schütte solches dem Roß auf einmal ein.

Schneide auch eine rothe Zwiebel durch, nimm die Hälfte davon, streue feingemachtes Salz darauf, und binde sie auf den Biß. Ein Anderes, man zerstoße ein Schwalbennest zu Pulver, vermische es mit Wein, und schlage dies über die Wunde. Ein Anderes man nehme Haselnußbeeren eine Handvoll, ein Knoblauchskopf und ein wenig Theriack, mische Alles mit Wein oder Bier, und schütte dies dem Pferde ein. Auch kann man davon auf die Wunde an bringen. Ein Anderes, man nehme süßen Rahm, Baumöhl und Eyerweiß von mehreren Eyern, von jedem gleichviel, rühre Alles gehörig durcheinander, und schmiere den Schaden damit, und schütte auch dem Pferde ein halbes Peint davon ein, wodurch das Gift getödtet wird.

Das 15. Kapitel.

Von den Bauchgeschwülsten.

Koche Brunnenkreße in Schweinenschmalz, und binde dies über die Geschwulst. Ein Anderes, man schmiere den Bauch des Pferdes mit dem im 10ten Kapitel dieses Theiles beschriebenem Pflaster aus Tarr, Raßem, Fischöhl und Seife bestehend recht warm ein; den andern Tag beräuchere das Pferd mit Tarr, Raßem, Rheinblumen und altem Schuhleder, und wechsle jeden Tag mit dem Einschmieren des Pflasters und mit der Beräucherung ab. Ein Anderes, man koche rohes Garn in Flußwasser, und binde es warm über die Geschwulst. Ein Anderes, man koche Schwarzwurzel in Lauge, und wasche damit zeitweise die Geschwulst. Sollte die Geschwulst zum Aufbrechen kommen, oder aufgeschnitten werden müßen, so spritzte dann die Wunde mit dieser Lauge aus.

Das 16. Kapitel.

Von den beißenden Blutbeulen.

Die Zeichen davon sind: 1. Das Roß reibt sich beständig. 2. Der Harn ist röthlich und dick. 3. Sind die Augen geröthet. 4. Ueber dem Leib sind blaue Beulen. 5. Die Adern unten am Leib sind aufgelaufen. 6. Gähnet ein solches Pferd ziemlich oft. Kommt man dem Weiterverbreiten dieser Krankheit nicht bey Zeiten vor, so bekommt das Pferd den Scharbock oder Wurm davon. Kur: Man nehme Teufelsdreck und Sauerteig, koche dies in Eßig zu einem Pflaster, das von selbst hebt, und schmiere es auf die Beulen, und besonders am Hals wo sie sich am meisten wahrnehmen lassen, alsdann mache man Werg fein und klebe es auf das Pflaster. Ein Anderes, man nehme Bocksbeerenwurzel, zerschneide sie fein, brate sie in Fischöhl, bis dieselbe zusammenschnurrt, und schmiere die Beulen des Pferdes warm damit ein. Halte auch ein warmes Eisen dagegen, wann vielleicht Würmer in den Beulen seyn sollten, da sie dann werden zu Grunde gehen. Schlage auch die Hals- und Sporadern auf; alsdann brenne Pferdeknochen, bräunlich, nachdem man sie vom Feuer hat, thue etwas Schwefel, Salpeter und Schwefelblust dazu, welches man Alles vorher zu Pulver stoßet, und gieb davon dem Roß dreymal des Tags im Futter einen Eßlöffelvoll, welches ihm das Blut reinigen wird.

Das 17. Kapitel.

Von den Blutrufen.

Diese entstehen gerne auf dem Rücken eines Pferdes unter dem Sattel, und dieses kommt daher, wann ein Pferd von Natur einen hitzigen Rücken hat, und warm unter dem Sattel wird. Kur: Man nehme spanische Mücken oder Fliegen, Knoblauch und Merrettig mache Alles fein, alsdann Tarr und Naßem, halb so viel Naßem als Tarr, thue

Alles in ein Geschirr, und siede dies, bis es sich von selbst hebt; alsdann schmiere von diesem Pflaster auf die Blutrufen, und lege fein gemachtes Werg darüber. Ein Anderes, man schmiere des Abends die Blutrufen mit Schmierseife ein, und den andern Morgen wasche dieselbe mit lauwarmem Wasser wieder ab; alsdann nehme grünes Weißeichenlaub oder deßen Rinde, Flöhkraut und Penneroil, koche Alles in Wasser eine Weile, und wasche damit zuweilen die Blutrufen. Sollten die Blutrufen aufbrechen, so streue man von dem Brandpulver, welches im 9ten Kapitel dieses Theils beschrieben ist, bestehend aus Schießpulver Schwefel und Alaun, Schießpulver so viel als die zwey andern Theile zusammen, in dieselbe ein, und schütte dem Pferd einen Löffelvoll in einem halben Peint Eßig etlichemal ein.

Das 18. Kapitel.

Vom Blutstillen.

Dagegen als das beste Mittel, nehme einen guten Wisch Werg, schmiere dies mit Tarr, lege die Tarrseite auf die blutende Wunde, und binde Hanfwerg darauf, fest. Ein Anderes, man nehme Moos aus dem Wasser ausgedrückt, und binde es auf die Wunde. Ein Anderes, man nehme in der Sonne an einem klaren Tage gedörrtes Töschelkraut, (denn wäre es an einem wolkigten Tage gedörrt worden, so zieht es schon Feuchtigkeit an sich) mache es zu Pulver, und streue dies in die Wunde ein. Ein Anderes, man binde frischen Schweinekoth auf die Wunde. Ein Anderes, man nehme rohen Alaun, brenne ihn auf einer Spaten oder Schaufel, laße ihn aufbrausen, und brenne ihn bis er wieder hart wird; alsdann stoße ihn zu Pulver, und streue denselben in die Wunde. Sollte ein Pferd das Nasenbluten bekommen, so blase ihm von diesem Pulver in die Nasenlöcher ein, so schnorren die Adern zusammen. Ein Anderes, man nehme Weyrauch und das Weiße von Eyern, vermische es miteinander, thue es auf Hanfwerg, und schlage dies auf die blutende Stelle. Dieser Weyrauch, welcher wie Pech aussiehet, sucht man nach Jacobi in den Ameisenhäufen; indem man den Haufen vom harten Boden hinwegwischt, und da wo die Löcher in den Boden geben, da findet man Weyrauch genug. Ein Anderes zum Blulstillen durch Worte, nemlich: Wann Jemand kommt, und rufet bey dir an wegen Blutstillen, so frage ihn wer das Vieh eignet) dann gehe auf eine Seite allein, und sage den Spruch: " Es giengen drey heilige Jungfrauen, die Eine blutet, die " Andere tropfet und die Dritte stopfet. Im Anfang war " das Wort, und das Wort das war bey Gott, und Gott " war das Wort; daßelbige war im Anfang bey Gott, und " durch daßelbige Wort gebieten wir, daß alle Adern stop- " fen müßen, die jetzt blutend sind, nämlich mit den drey " hoch heiligen Namen." Dieses aber darf nicht gebraucht werden, oder es muß seyn.

Das 19. Kapitel.

Vom geronnenen Geblüt in den Gliedern.

Man siede Leinöhl in Eßig und schlage dies über. Ein Anderes, man nehme Scharzwurzelkraut, koche es in Eßig und schlage dies über. Ein Anderes, man nehme des Morgens gelaßenen Menschenurin und wasche dem Roß die Glieder noch warm damit. Ein Anderes, man nehme Roggenkleien zwey Händevoll, Lorbeeren zwey Loth, Pfeffer ein halbes Loth, Alles fein gemacht, und Brandtwein so viel als nöthig ist zu einem Brey, mische Alles über einem Kohlenfeuer in einem Gefäß untereinander, und schlage es dem Roße über. Ein Anderes, man nehme Fischlacke, mache sie warm, und wasche damit die Glieder des Roßes.

Das 20. Kapitel.

Von der Kreuz = Verzuckung.

Ein solches Pferd, wenn es aus dem Stall kommt, gehet auf den Hinterfüßen, und hält das Kreuz ganz steif, indem viel geronnenes Geblüt sich darinnen befindet. Kur: schmiere das Kreuz bis zu den Nieren von dem im 11ten Kapitel dieses Theiles beschriebenen Pflaster, aus Tarr, Rassem, spanische Mücken, Knoblauch und Merrettig bestehend, zuweilen ein, und klebe feingemachtes Werg darauf, welches das geronnene Geblüt zertheilet und herausziehet. In fünf Tagen darnach, schmiere alsdann dieselbe Stelle mit dem im 15ten Kapitel dieses Theiles beschriebenen Pflaster, aus Tarr, Raßem, Fischöhl und Seife bestehend, wieder gehörig, und lege gleichfalls feingemachtes Werg darüber. Ferner schütte dem Pferd vier Tage lang, jeden Tag ein halbes Tschill Terpentingeist in Brunnenwasser ein. Ein Anderes, man nehme Schöllkraut, Quendel, Ehrenpreiß, Wintergrün und Chamillen, von jedem eine Handvoll, siede Alles in Salzwasser, und schlage dies öfters über, nemlich, des Tages dreymal, so warm es das Pferd erleiden kann. Ein Anderes, man nehme Hopfen zwey Händevoll, Gerstenmehl drey Händevoll, Bier so viel nothwendig ist, und koche Alles zu einem Brey, alsdann schlage dies über das Kreuz. Man öffne ihm auch die Haut über dem Kreuz, zwey Tage nach dem Ueberschlag, so wird man geronnenes Blut finden. Dieses wasche man aus mit Eßig, worinnen Flöhkraut und Salz gekocht war.

Das 21, Kapitel.

Von dem Wilden und Faulen Fleisch.

Das Wilde und Faule Fleisch wächst gewöhnlich den Pferden in den Wunden oder offenen Schäden, zuweilen ganz über die Wunden heraus, und sieht selten dem gesun=

den Fleisch ähnlich. Die Ursachen davon sind: Wenn die Wunde zu lange offen gestanden hat, oder wenn nicht die dazugehörigen Arzeneyen gebraucht wurden, um die Wunde zu reinigen und dergleichen mehr. Kur: Man nehme im Schatten getrocknete Krautstengel, und alte gebrannte Schuhsohlen, mache dieses zu Pulver und thue halb so viel gepulverten blauen Vitriol dazu, mische alles gut zusammen, und streue dieses auf das wilde Fleisch. Ist dasselbe beseitigt, so streue dieses Pulver, (mit Ausnahme des Vitriols,) noch zuweilen in die Wunde fort ein. Ein anderes, man nehme Grünspan und ungelöschten Kalch, von jedem so viel als von dem anderen, vermische dieses miteinander, und streue davon auf den Schaden, und lasse es vier und zwanzig Stunden darauf liegen. Hernach wasche die Wunde mit einer Schwarzwurzel Abkochung in Lauge aus. Hernach nehme man gedörrte große Klettenwurzel und Nachtschatten, mache beyde zu Pulver, und streue davon in die Wunde ein.

Das 22. Kapitel.

Um das Fleisch in Schäden wachsen zu machen.

Man nehme gestossene Lorbeeren zwey Loth, geschabte Seife drey Loth, Lauge und Branntewein von jedem so viel als nöthig ist, vermische alles miteinander, und schmiere zuweilen den Schaden damit. Ein anderes, man nehme Weitzenmehl zwey Händevoll, Honig sechs Löffelvoll, das Weiße von neun Eyern und Eßig so viel erforderlich ist, um eine Salbe daraus zu machen, mische alles zusammen, und schmiere den Schaden damit. Ein anderes, man koche Schwarzwurzel in Wein, und wasche den Schaden damit. Ein anderes, man wasche die Wunde oft mit einer Wermuth Abkochung aus, und streue noch dabey Wermuth Pulver hinein.

Das 23. Kapitel.

Von den Feig = Warzen.

Die Feig = Warzen sind harte und schwielige Rufe, voller Schrunden, und an Gestalt den unreifen Feigen ähnlich. Sie entstehen hinten an dem Unterschenkel, nach der Länge der großen Nerve, welche sich hinab bis an die Fessel erstrecket; oder sie entstehet auch an den Seiten des Geleiches, besonders zwischen den langen und dicken Haaren unten am Fuß, so man die Köthen zu nennen pflegt, oder unter dem Haarenwuchs. Die Ursachen dieser Krankheit sind: Wenn die Pferde oft mit den Füßen aneinander stoßen; auf kalten, naßen und morastigen Reisen nicht an den Füßen gereiniget werden, oder auch wenn man sie mit nassen Füssen unabgerieben in den Ställen stehen lässet; oder auch wenn eine salzigte, scharfe Feuchtigkeit im Körper vorhanden ist. Auch entstehen sie mehr im Winter als zu anderen Zeiten. An Farbe sehen die Feig=Warzen aschgrau aus, und sind länglich, hart und dick gleichwie die Schwielen, und haben bisweilen eine röthlich blaue Geschwulst um sich hängen, und reichen selten bis auf das Fleisch hinein. Sie lassen sich so wie Schwiele mit den Händen Stücker weise abbrechen, oder abschälen, wobey jedoch der größte Theil an der Haut bleibt, und sondern dabey eine solche scharfe Feuchtigkeit ab, welche die Haut in ihrer Nähe anätzet und wund beisset. Diese Schäden fallen selten vor, und sind schwer, oftmals aber auch gar nicht mehr zu heilen. K u r: Man lege das schon oftmals beschriebene Pflaster aus Tarr, Rassem, Spanischen Mükken u. s. w. bestehend, auf die Feig=Warzen, und oben darüber feingemachtes Werrig. Ein anderes, man schmiere auch dieselben mit der im 16ten Kapitel dieses Theils beschriebenen Pflaster, bestehend aus zerschnittenen Bocksbeeren Wurzel, und Fischöhl, etliche Tage hinter einander recht warm ein. Ein anderes, man koche Rittersporn und deren Wurzel in Eßig, und schlage solches zuweilen warm über die Feig=Warzen. Ein anderes, man nehme Grünspan vier Loth, Honig zwey Loth, und Eßig so viel als genug ist, vermische dieses zu einer Salbe, und reibe bisweilen davon in dieselben ein. Ein anderes, man ritze sie daß sie bluten, alsdann nehme man Mäusegift so viel als auf der Spitze eines Federmeßers liegen bleibt, und streue es darauf.

Das 24. Kapitel.

Von den Gebrechen und Geschwüren der Ruthe oder Geschäft der Hengste.

Im Beschälen verletzen die Hengste oft die Haut ihres Gliedes, woran hernach weiße eiterigte Geschwüre entstehen, besonders wenn die Mähren oder Stuten sehr hitziger Natur sind, oder grünlicht stallen, oder diese sonst unrein sind, wodurch die Hengste böse venerische Geschwüre an der Ruthe bekommen, welches man die venerische Krankheit oder die Franzosen heißt; und wird nicht bald dagegen Rath und Hülfe verschafft, dann muß er endlich zu Grunde gehen. Kur: Man führe einen mit dieser Krankheit behafteten Hengst hin wo Stuten sind, damit er die Ruthe heraushänge und wenn dieselbe hernach hart wird, so schmiere sie ihm mit Folgendem, nemlich; Baumöhl, süßen Rahm, und das Weiße von Eyern, von jedem gleichviel, auch thue etwas Bleyweis dazu, und schmiere die Ruthe damit. Schütte ihm auch davon (mit Ausnahme des Bleyweißes) ein halbes Peint ein. Wird ein Hengst wegen Stuten gehalten, so schmiere ihm zuweilen die Ruthe mit Baumöhl, so bekommt er diese Krankheit nicht. Ferner, nehme man gegen diese Geschwüre Aloe ein Loth und Zucker zwey Loth, mische dieses untereinander zu Pulver, und streue es auf den Schaden. Ein anderes, man nehme Swertelwurzel gepulvert und streue es darauf. Ein anderes, man wasche auch zuweilen die Ruthe mit der ausgedrückten Brühe der Säuohrenblätter, und gieb ihm auch von dieser Brühe auf dem Futter zu fressen; oder schütte ihm zuweilen ein halbes Peint davon ein. Streue ihm auch abwechselnd von dem Pulver des getrockneten Krautstengels auf die Geschwüren der Ruthe. Sollte aber das Glied heiß und geschwollen seyn, so nehme Knabenurin, mache denselben auf glühenden Kohlen oder Steinen warm, und bähe das Glied wohl damit. Wenn einem Hengste die Ruthe gar zu sehr heraushängt, und er dieselbe nicht mehr zurück ziehen kann, sodann reite oder führe den Hengst ins Wasser gegen den Strom, oder begieße die Ruthe oft mit Salzwasser. Ein anderes, wenn die Ruthe zwar nicht geschwollen ist, aber doch nicht könnte zurückgezogen werden, sodann stupfe ihm dieselbe mit Nadeln, und nachher spritze sie mit scharfem Eßig, so wird dann dieselbe wieder zurückgehen; oder reibe Tarr, mit Brennesseln vermischt dasselbe ein. Ein anderes, man nehme geschabte Kreide zehn Loth, Bleyweiß sechs Loth und Eßig so viel nöthig ist zu einer Salbe, vermische dieses und schmiere den Hengst damit, und am Mittag wasche ihm die Ruthe mit kaltem Wasser, trockne sie dann wieder ab, und schmiere dieselbe wieder ein, bis die Geschwulst vergangen ist.

Das 25. Kapitel.

Von allerhand Geschwüren, besonders der Fersen.

Diese Geschwüre entstehen zuweilen nach Verenkung der Füße, wenn dieselben nicht geheilet wurden, und von sonstigen innerlichen Krankheiten der Beine oder des allgemeinen Körpers; oder auch vom vernageln der Pferde; oder wenn sie in etwas scharfes getreten haben; oder sonst einen Mangel am Fuße haben, wodurch die Krone gespalten und nachher nicht recht geheilet wird. Auch bilden sie sich von innerlichen Geschwüren der Füße zuweilen aus, und reißen, alsdann oben auf, wo die Hufe zu wachsen pflegen. Diese Geschwüre sind schwer zu heilen, und erfordern bey ihrer Heilung viel Geduld. Kur: Man wasche den Schaden des Tages etlichemal mit einer Abkochung, bestehend aus Flöhkraut, Eßig und Salz, gehörig aus, alsdann mache blauen Vitriol fein zu Pulver, und streue davon in den Schaden; oder thue Vitriol in Eßig, tauche Werg hinein, und stopfe dies in den Schaden, welches man zuweilen wiederholt. Ein Anderes, man nehme dreysig Knoblauchs=

Häupter und brate sie, gestoßenen Pfeffer und Sauerteig, von jedem etwas, Schweineschmalz ein Pfund; nehme dann den Knoblauch vom Feuer hinweg, und vermische Alles zusammen zu einem Pflaster, und lege es über den Schaden. Ein Anderes, nehme Salz, Honig, Baumöhl und gebratene Zwiebeln, koche Alles untereinander und lege dies über die Geschwüre. Auch lege man blaue Schwertelwurzel (wenn Geschwülste da sind) darüber, so werden sie bald aufbrechen; oder kommt ein Rothlauf dazu, so koche Kühekoth in Milch, und schlage ihn über den ganzen Fuß.

Das 26. Kapitel.

Von den Geschwülsten insgemein—Geschwollenen Kopf.

Dagegen schmiere die Backen des Pferdes mit der in dem 11ten Kapitel dieses Theiles beschriebenem Pflaster, aus Tarr, Raßem, spanische Mücken, Knoblauch und Merrettig bestehend, gut ein, und lege feingemachtes Werg darüber, welches dem Pferd die Geschwulst aus dem Kopfe ziehet. Den obern Theil des Kopfes schmiere mit Eßig und Baumöhl vermischt warm ein. Ein Anderes, man nehme Liebstöckel zwey Theile und Brenneßel einen Theil, koche dies in Wein, und schlage es dem Pferd über den Kopf. Ein Anderes, sind Geschwülste zwischen Haut und Fleisch an verschiedenen Orten oder am ganzen Körper, vorhanden, so soll man: (wenn sie an keinem Orte sind, wo Spannadern oder Sennen oder viele Nerven sich befinden,) eines oder mehrere Haarseile durchziehen oder die Christwurzel stecken welches auf folgende Art verrichtet wird: Man packt mit einer Zange (wobey ihre zwey Blätter hart aufeinander liegen, und wo nicht weit von ihren Enden ein Loch durchgehet, die Haut, und zieht sie hervor; alsdann sticht man mit einem scharfen spitzigen Eisen durch diese beschriebenen Löcher und die hervorgezogene Haut nach abwärts durch, und zieht dann das Eisen ganz durch diese Haut unterwärts heraus, wobey man mit der Zange die Haut so lange hält, bis das Eisen durchgezogen ist. Nachher lege man das obige bemerkte Pflaster auf irgend eine Geschwulst. Ein Anderes, hat ein Pferd einen geschwollenen Hals, dann schmiere ihm denselben, mit dem in dem 10ten Kapitel dieses Theiles bemerkten Pflaster aus Tarr, Fischöhl, Naßem und harter Seife bestehend, warm ein, und beräuchere auch denselben. War ein Pferd von dem Sattel gedrückt worden, und entstand dadurch Geschwulst auf dem Rücken, so beräuchere die Geschwulst bisweilen, und grabe rothen Leimen, der noch nie gefrohren war, etwas tief aus, nehme von dieser Erde, und vermische sie mit Eßig zu einem Teig, und schmiere das Pferd über wo der Sattel liegt und es gedrückt hat. So wie der erste Teig trocken ist, mache ihn ab und schmiere geschwind einen andern darüber. Auch soll dieser Teig für sonstige Geschwülste an andern Stellen gut seyn. Ein Anderes, wenn nun die Geschwulst vergangen ist, so wasche diesen Teig mit warmer Lauge (ohne Kalch,) wieder ab. Diese Lauge ist gut zum Waschen derjenigen Pferde, die vom Kummet gedrückt wurden. Sollte irgend eine Geschwulst sich zeigen, als wenn sie wollte aufgehen, so befördere dasselbe durch das Auflegen eines Pflasters aus Honig und Weizen-Mehl bereitet, auf diese Geschwulst, so ziehet sie sich dann zusammen und wird von selbst aufgehen; oder man öffnet sie mit einem Messerchen, und läßt so alle Materie auslaufen. Ein Anderes, wenn ein Roß ein geschwollenes Knie von einem Schlag oder Fall, odér von einem Fluß und dergleichen mehr bekäme, so nimm dagegen grünes Weißeichenlaub oder Rinde, Flöhkraut, Peneroil in Eßig gekocht, und nachdem dies vom Feuer hinweggenommen, so thue gepulverten Alaun hinzu, und wasche das geschwollene Knie etlichmal des Tages damit, und wann diese Geschwulst darauf nicht weichen will, dann schmiere das obenerwähnte Pflaster darauf und lege Werg darüber.

Das 27. Kapitel.

Von dem Gliedwasser.

Der Ausfluß des Gliedwassers, welches grünlich, gelblich weiß aussiehet, ist zuweilen sehr gefährlich, wenn bey einer Verwundung bedeutende Blutgefäße, Flechsen oder das Gewerbe selbst verletzt wurden. Dann gemeiniglich erfolgt darauf Schwindung oder Lähmung des Gliedes. Um der Weiterverbreitung dieses Uebels vorzubeugen, bedient man sich folgender Mittel. Um nun den Ausfluß des Gliedwassers zu stillen, streue von dem im 11ten Kapitel dieses Theiles beschriebenen Pulver, aus gebrannten Krautstengel und alten Schuhsohlen bestehend, in die Wunde ein, und heile sie auch durch öfters Einstreuen desselben. Ein Anderes, oder man binde frischen Saukoth auf die blutende Wunde. Ein Anderes, man nehme Eyerschalen woraus die Hühnchen geschlupft sind, drey Loth, Alaun ein Loth, mische dies untereinander zu einem Pulver, und nachdem die Wunde mit Wein ausgewaschen ist, dann streue von diesem Pulver hinein, und lege Hanfwerg darüber, welches man mit etwas befestigt, damit es hält. Starre nicht in der Wunde herum, denn wo Flechsen oder Gewerbe sind, darf dies nicht seyn, dann es vermehret den Ausfluß des Gliedwaßers so sehr, daß er fast nicht mehr zu stillen ist, und wird er auch da schon gestillet, so bleibt das Pferd doch sonst lahm an diesem Gliede sein Lebenlang.

Das 28. Kapitel.

Von den Gallen insgemein.

Die Gallen der Pferde sind von dreyerley Art, nemlich: Die Wind= Floß= und Steingallen. Sie bestehen alle gewöhnlich aus weichen Beulen, geformt wie die Fischblasen, haben die Größe einer welschen Nuß oder sind auch bisweilen noch größer, und mehrentheils schmerzlos. 1. Die Wind= oder Blähungs=Galle, welche gewöhnlich ihren Sitz im Knie=

gelenke, zuweilen aber auch in dem Füllsgeleig haben, welche aus Winden oder Blähungen entstehen, und dann sich von andern Theilen des Lebes dahin verbreiten. Sie sind voller Winde, und laßen, wenn man einen Finger auf sie eindrückt, keine Grube oder sonst ein Merkzeichen zurück. Kur Der Wind Gallen: Man nehme grünes Weiseichenlaub oder Rinde, Flöhkraut, Peneroil, alten Mann, und Eßig, koche alles in einem Geschirr eine Weile. Nachdem dieses vom Feuer genommen, dann schütte ziemlich viel gepulverten Alaun hinzu, sodann wasche die Gallen zuweilen warm damit, und reibe ihm die Beine auch öfters mit einem Tuch. 2. Die Floß Gallen, welche ebenfalls gewöhnlich an dem Kniegelenke, aber auch zuweilen oberhalb dem Füllsgeleig ihren Sitz haben, enthalten mehr eine salzartige Flüßigkeit, und laßen sich ohne Wiederstand mit dem Finger eindrücken. Sie sind voll scharfer Feuchtigkeiten; so wie auch erblich und werden von Hengsten und Stuten übergetragen. Ferner, entstehen sie auch von Flüßen, Schlägen, naßen Ställen, harter und schwerer Arbeit, so auch allzulangen Nichtsthun und Stehen. Kur der Floßgallen: Schmiere diese Gallen mit dem im 17ten Kapitel dieses Theiles beschriebenen Pflaster, aus Tarr, Naßem, Fischöhl, Merrettig und Knoblauch bestehend, etlichemal ein, und thue feingemachtes Werg darüber, welches man mit etwas befestiget. Ein Anderes, man nehme gebranntes Kupfer ein Pfund, Senf und Salz von jedem eine Handvoll und Eßig so viel erforderlich ist, damit es zusammengemischt eine Salbe werde, und schmiere die Gallen einige Zeit damit, so werden sie sich öffnen, und heile sie hernach wie andere alte Schäden. Ein Anderes, man nehme Brandtewein, ungelöschten Kalch und das Weiße von Eyern, mische Alles zusammen, und schlage dies über die Gallen. 3. Die Steingallen, haben ihren Sitz unten in dem Hufe, sind sehr hart anzufühlen, und sind rothgefleckt. Auch gehet ein solches Pferd sehr Lahm dabey, besonders auf hartem Boden. Die Ursachen sind: Flüße, welche von oben herab in die Füße ziehen, und unten in Gestallt von Gallen ausbrechen, so auch wann die Hufeisen zu hart angezogen, und die inwendige Wand vom Eisen nicht hohl geschlagen ist, wodurch dasselbe zu hart auf dem Horn liegt, und die inwendige Wand dann zu hart auf das Leben zu liegen kommt. Wird nun dabey die Hufsohle nicht gehörig ausgewirkt, so gehen dann auch die gebildeten Gallen in Materie über, brechen alsdann gar oben aus, woraus endlich ein böses Geschwüre und eine Fistel wird.— Kur, der Steingallen: Vor allen Dingen soll man die Hufsohle so gut auswirken als man kann, alsdann streue gepulverten blauen Vitriol in die wunden Stellen ein, oder beßer thue blauen Vitriol in Eßig, rühre dies gut zusammen, alsdann tauche Werg hinein, und stopfe die Wunde voll davon. Den andern Tag ziehe das Werg wieder heraus, und stopfe abermals befeuchtet frisches hinein und also wird dies fortgesetzt, bis der Schaden geheilt ist. Ein Anderes, man laße Raßem zergehen, schütte ihn alsdann auf Werg und lege die Raßemseite auf den Schaden; oder man nehme eine lebendige Spinne, lege sie auf den Schaden und streue dann Zucker auf dieselbe. Will man das Pferd gebrauchen, wann es noch den Schaden hat, so laße ihm wieder ein Eisen aufschlagen, wo der kranke Fuß ist, lege ein Leder darunter, schneide es so daß es zwischen die Stellen geht; alsdann mache Bendel an dessen Ecken und binde so das Leder dem Pferd um das Fülsgleig. Will man zuweilen etwas auf den Schaden thun, so löße die Bendel und nachher binde sie wieder. Es giebt zuweilen Füllen von ungefähr zwey Jahre oder auch noch älter, daß sie manchmal Floßgallen an den Knieen bekommen, welche als rechte Knittel da herabhängen. Jedoch wann die Füller auswachsen, so gehen sie von selbst hinweg. Ich habe selbst gesehen, daß bey solchen Füllen so starke Mittel dagegen gebraucht wurden, daß sie Krüppel geblieben sind.

Das 29. Kapitel.

Von den Gewächsen, als Ellenbogenlaist, und der Krotte am Hals.

Die Ellenbogenlaiste entstehen entweder oberhalb oder unterhalb der Beugung des Knies, an dem Schienbein oder vorne am Hufe des Pferdes, und zwar mehr an den Vorderbeinen als Hinterbeinen. Diese Gewächse, welche sich mit den Händen hin und her schieben laßen, entstehen leicht bey Pferden, welche vorher sehr arg zu rehe waren; besonders wenn sie noch jung sind; da sich diese Geschwülste sodann aus scharfem Geblüt ausbilden, und selten zur Eiterung und Zeitigung kommen. Kur: Vor allen Dingen muß man da erweichende Pflaster und Salben anwenden. Schmiere daher, mit den im 11ten Kapitel dieses Theiles beschriebenen Pflaster, aus Tarr, Raßem, spanischen Mücken, Knoblauch und Merrettig bestehend, die Stellen, wo sich diese Geschwülste befinden, öfters warm ein, und lege nachher feingeschnittenes Werrig darüber, wodurch diese Gewächse allmählig vergehen werden. Ein anderes, man nehme feingeschabte Venedische Seife, vermische sie mit Branntewein über Kohlenfeuer; hernach rühre Katzenkoth darunter, mache dieß zu einem Pflaster und lege oder reibe es auf die Geschwülste. Ein Anderes, man nehme ungelöschten Kalch zwey Händevoll, Schwefel gepulvert ein Pfund und vermische es mit dem Weißen von Eyern, und lege davon über den Schaden. Nach drey oder vier Tagen nehme dies hinweg, und wasche es mit Eyerweiß und Salz ab, hernach ziehe da eins oder mehrere Haarseile durch, jedoch sey man dabey vorsichtig, daß man keine Nerven, Blutgefäße u. s. w. verletzet, damit kein Gliedwaßer abgehet. Hat dies genug gezogen, so heile dann den Schaden wie andere Verwundungen. Die Krotte, welche oben am Halse, oder bisweilen hinter den Ohren vorkommt, besteht in bösen Geschwüren. Gebrauche dagegen das 1ste in diesem Kapitel erwähnte Pflaster zum warmen Einreiben, und darüber mit dem schon ofterwähnten Werg bedeckt, so werden sie heilen.

Das 30. Kapitel.

Von dem Geleichs- und Gliederwehe.

Diese Schmerzen entstehen von scharfen oder erhitzten Feuchtigkeiten, welche in den Geleichen und Gelenken zusammenfließen, die Bewegungen des Gliedes mehr oder weniger hemmen und oft daselbst große Schmerzen erregen. Diese Krankheit wird unterschiedlich genannt, Theils von der Art der Feutigkeit wodurch sie entstehet, Theils von der Art Geleiche die sie anfichtet oder befällt. Die erste Krankheitsart nennt man das Hüft= oder Geleichwebe; die andere nennt man das Podagra. Die Ursachen sind folgende: Uebermäßige Hitze oder Kälte, allzuschweres und hartes Arbeiten, aus welchen allerley Unverdaulichkeiten des Magens entstehen, und Flüße verursachen. Ferner von allzuvielem Springen oder Stoßen und dergleichen mehr. Die Kennzeichen dieser Krankheit sind: Ein solches Pferd bleibt an keinem Ort ruhig stehen, sondern wendet und drehet sich bald an diesen bald an jenem Ort des Körpers; bald in den Geleichen des Halses, Rückens, so wie auch bald in den vordern, bald in den hintern Bugen; bald in den hintern, bald in den vordern Beinen oder Schenkeln; bald in den Knieen, bald in den Füßen, und so dergleichen mehr. Bald bilden sich endlich auch bisweilen Geschwülste an und in verschiedenen Theilen aus, u. s. w. Das Podagra, welches seinen Sitz in den Füßen hat, ist eine schmerzhafte Krankheit, wobey das Pferd bald an den Vordern= bald an den Hintern=Füßen hinkt oder lahm gehet. Diese Krankheit kommt selten vor, und nur einigemal ist sie zur Behandlung vor mich gekommen. K u r, gegen das Hüftwehe: Man nehme Haberstroh, mache Lauge von Asche (ohne Kalch) und koche das Haberstroh mit derselben in einem Kessel, und wickle das Pferd über und über mit dem warmen Stroh ein, stelle einen Kübel voll heißer Lauge unter das Pferd, und decke es gut zu, damit es recht schwitzet; alsdann schlage ihm etliche Adern auf, und laße sie gehörig bluten. Dieß ist auch gut gegen das Sperrmaul oder den Lockjaw. K u r gegen das Podagra: Man nehme Salpeter und Alaun feingemacht von jedem zwey Löffelvoll, und koche dieß mit drey Tschill Baumöhl ein wenig, und schütte dies dem Roße ein, und gieb ihm auch zuweilen ein erweichendes Klystier; stecke ihm auch unter der Gurte die Christwurzel an die Brust. Wenn ihm sollte das Gewerb auflaufen, dann koche ein Pflaster aus Teufelsdreck, Sauerteig und Eßig, und schmiere die Gewerber des Fußes damit, und lege fein gemachtes

Werg darüber; oder schmiere das ganze Pferd mit dem im 10ten Kapitel dieses Theils beschriebenen Pflaster, aus Tarr, Naßem, Fischöhl und Seife bestehend, und zu einem Pflaster gekocht, gut ein.

Das 31. Kapitel.

Von dem Hahn- oder Igelshuf und anderen Mängeln an den Hufen der Pferde.

Der Hahn- oder Igelshuf ist diejenige Krankheit, welche in der Krone des Hufes wie ein spitziger Grind hervorschießet, und die Haare daselbst über sich stehen hat. Dieses Uebel entsteht gewöhnlich daher, wenn man ein Pferd nicht rein hält, noch an den Schenkeln und Füssen fleißig abtrocknet; oder wenn es mit hitzigen, verbrannten und scharfen Feuchtigkeiten behaftet ist, und diese sich in diesem Ort verbreiten, und so durch die Wurzeln der Haare heraus dringen; oder wenn ein Pferd in Eis oder in hartgefrornen Schnee geritten wurde; oder wenn es vorher vernagelt war.

Die Kennzeichen dieser Krankheit sind: Die daselbst sich befindenden Schuppen und kleinen Grinde. Ferner, ist diese Krankheit von zweyerley Arten: In der einen Art bilden sich trockene, breite, dünne und aschenfarbige Schuppen aus, unter welchen die Haut ganz gesund ist, und wenn man dieselben hinweg nimmt, dann wachsen bald wieder andere Schuppen nach; jedoch sind diese leicht zu kuriren. Die andere Art hat feuchte Ruffen, unter welchen die Haut voller Löchelchen ist, durch welche die subtile gelbe und zähe Feuchtigkeit herausdringet, und mit der Zeit, (wenn man nicht vorbeugt,) die Fessel zerstört und die Haare ausfallen macht.

In der trockenen Krankheits-Art, reibt man Abends dem Pferde die Beine mit Schmierseife ein, den anderen

Morgen wasche man die Beine mit Lauge, und so wiederhole dieses etlichemal. Halte auch das Pferd im Trockenen, bis es geheilet ist. In der feuchten Krankheits Art, reibe ihm ebenfalls des Abends die Beine mit Schmierseife ein. Den andern Morgen wasche sie mit Lauge, welches man mehrmals wiederholet. Nach diesem nehme man Weißeichenrinde, Flöhkraut, Penneroil, und Kürbisblätter, koche alles mit Eßig in einem Geschirr. Nachdem man dasselbe vom Feuer abgenommen hat, sodann thue man gestoßenen Allaun hinein, und wasche dem Pferd öffters die Beine damit. Nachdem streue man von dem schon oftmals erwähnten Krautstengel- und altes Schuhsohlen Pulver auf die feuchten Stellen.

Ein anderes, man nehme gestoßenes Glas vier Loth, Bleyweis zwey Loth, Baumöhl ein viertel Pfund, laße alles in einem Geschirr mit einander sieden bis es schwarz wird, und schmiere wo der Schaden ist, zweymal des Tages davon ein.

Ein Anderes, vermische gepulverten Grünspan und Schweinefett zusammen, und schmiere den Schaden damit, und wann dabey die Haare wären ausgefallen, und nicht mehr wachsen wollten, sodann klopfe Pfirsichkörner fein, vermische sie mit Eßig zu einer Schmiere, und reibe die Stellen damit ein, dann wo einmal Haare waren, da werden dann auch wieder hervorwachsen. Die erhitzten Hufe entstehen, wann man im Sommer stark reitet so wie auch vom Vernageln; oder wenn die Eisen zu hart aufliegen; oder wenn die inwendigen Wände derselben nicht ein wenig hohlgeschlagenen sind, und daher auf das Horn nach außen aufgezogen wird, so zieht es sich dann inwendig auf das Leben, und brennet das Pferd daselbst, und besonders bey heißem Wetter. Wenn dieses Uebel von hitzigen Reisen entstehet, soll man fleißig Umschläge mit Kühekoth, Salz und Eßig bereitet, in die Hufe auflegen. Sollten sie aber von andern Ursachen entstehen, so soll man die Eisen abreißen, den Schaden aufsuchen, und wie man ihn vorfindet kuriren. Kur: Man thue feingemachten blauen Vitriol in Eßig, tauche Werg hinein, und stopfe es in den Schaden.

Ein Anderes, man nehme Kühkoth und zerstoßenen Knoblauch, vermische dies mit kaltem Wasser und schlage es dem Pferde in und um den Huf herum. Ein Anderes, der Hufzwang kommt daher, wann der Huf hinten ganz schmahl zu sammen wächst, wodurch der Kern weicht, und viel überflüßiges Horn hinten und vorne am Hufe zugegen ist. Er entsteht dadurch, wenn das Pferd das Eisen zu lange auflie-gen hat, wodurch der Huf zusammengepetzt wird; oder auch von dem engen Beschlagen, wann die Stollen des Eisens zu nahe beysammen sind; dann das Nächstemal kommen sie noch näher zusammen, und endlich ist der Hufzwang da.

Ferner auch, von einer Rehung, wann das Eisen nicht abgenommen wurde, und so der Huf eintrocknete und Riße bekam. Kur für dieses Uebel: Vor allen Dingen reiße das Eisen los und schneide vorne am Schuß und hinten an der Ferse bis aufs Leben wohl aus; jedoch wird nach dem Ausschneiden vorne am Huf noch zu viel Leben seyn, darauf schütte nun kochendes Pech, worauf daßelbe mehr zurückgedrängt wird. Stopfe ihm auch in die Riße Werg, welches vorher in Eßig und Vitriol getaucht war, und erneuere dies öfters so, damit die Riße auseinander gehen; so auch schmiere den Huf mit Tarr und Fischöhl gemischt gut ein. Sind die Riße wieder weit, so laße den Huf abermals ausschneiden, und wende hernach Alles wieder so an, als wie das Erstemal, bis die Riße wieder weit sind; und schlage ihm das Eisen auf, aber nur für eine kurze Zeit, dann schneide den Huf wieder aus, und so wird abgewechselt. Und jedesmal wann das Pferd beschlagen wird, so lege die Stollen auseinander so weit es möglich ist.

Ferner nehme man bey jedesmaligem Beschlagen ein Schraubeisen, welches nach vorne hin ein Gewerb hat, daß es kann auseinander gehen. Der Nagel welcher vorne durch das Eisen gehet, muß einen großen Kopf haben, damit das Pferd darauf laufen kann, und vor die Stollen kommt, eine Schraube durch das Eisen. Ist nun der Huf gut ausgeschnitten, gut geschmiert, und Fischöhl warm in denselben geschüttet, dann schraube dies beschriebene Eisen auseinander, und lege es an den Fuß an. Endlich muß auch ein Pferd welches den Hufzwang hat, schmale aber dicke Eisen auf dem Hufe haben. Wenn ein Pferd vernagelt worden ist, so sind die Zeichen folgende: 1. Es geht daßelbe am vernagelten Fuß lahm. 2. Hebt es stets diesen Fuß auf, und wenn man den Huf naß macht, so trocknet die Stelle plötzlich wo der Nagel steckt. 3. Wenn man an dieser Stelle klopft, so zuckt es daran, wo der Fuß vernagelt ist. 4. Wenn man das Eisen abgerißen hat, und mit einer Zange an die Wände des Hufes hart greift, so zuckt es auch an der vernagelten Stelle. Kur: Man ziehe den Nagel heraus, und gebe ihm Mausöhrleinkraut zu freßen, so bildet sich kein Eiter daselbst.

Ein Anderes, man reinige nach dem Nagel-Ausziehen diese Stelle, und streue ihm blauen Vitriol gepulvert ein, lege dann Werg darauf, und beschlage es wieder aufs Neue. Ein Anders, man reinige die Wunde, brenne Raßem hinein, lege Werg fein gemacht darauf, und schlage das Eisen wieder auf.

Ein Anderes, sollte ein Pferd so vernagelt seyn, daß Blut heraus quillt, sodann tröpfle heißes Oel oder warmgemachten Terpentin ein. Vermuthet man Eiter im Hufe, und er wäre nicht auszufinden, dann breche das Eisen ab, und gieße Salzwaßer in den Huf, auf welcher Stelle nun das Salzwasser weicht, daselbst ist der Eiter. Man mache dann daselbst eine Oeffnung, damit der Eiter herauslaufen kann; hernach gieße heißes Unschlitt darauf, decke es gut mit Werg zu, und schlage das Eisen wieder auf. Wäre aber der Eiter bey der Krone oben ausgebrochen, sodann mache unten wo der Schaden ist gut Luft, durchsuche die Oeffnung mit einem Instrumente, alsdann schütte oben über die Krone und den ganzen Huf Tarr, und lege fein gemachtes Werg auf diese Stellen.

Ein Anders, man laße heißes Oehl oder Siegel-Wachs in die Wunde einfließen; schmiere das in dem 11ten Kapitel dieses Theils beschriebene Pflaster, aus Tarr, Raßem, span. Mücken, Knoblauch und Merrettig bestehend, in den Schaden, welches ausziehet und heilet. Ein Anderes, man wasche die Wunde mit Alaun, Waßer und Fischlack vermischt, zuweilen aus. Das Aus= oder Abziehen der Hufsohlen wird gethan, wenn ein Nagel zu tief eingegangen wäre, und dadurch der größte Theil des Fußes in Fäulniß übergegangen und verdorben wäre; sodann muß man ihm die Sohle mit einer Zange ausziehen, welches auf folgende Art verrichtet wird: Man schneide die Fußsohle unter dem Huf kreisförmig herum, mit einem scharfen Eisen auf allen Seiten hinweg, faße hernach die Spitze der Sohle mit einer Zange, und ziehe sie gleichsam mit aller Kraft rückwärts herab. Wäre aber die Sohle ziemlich hart und daher nicht zu schneiden, so koche man Kühekoth in süßer Milch, und schlage dieß dem Pferde über Nacht über den Fuß und binde es zu. Den andern Morgen nehme diesen Umschlag wieder herunter da dann Alles weich seyn wird; alsdann besiehe dies genau, ob Alles ausgezogen ist, und ob die Sohle bleiben kann oder nicht. Sollte jedoch dies Letztere der Fall seyn, dann ziehe die Sohle herab, laße es eine Weile bluten, und befördere den Eiter heraus; alsdann lege um die Schmerzen und die Blutung zu stillen, Werg in Eyerweiß und Branntewein getaucht über, oder Tarr und Werg darüber gelegt; oder würde es sehr heftig bluten, dann lege frischen Pferdekoth und Saukoth darauf. Binde den Fuß zu und laße dies einen oder zwey Tage unaufgebunden darüber liegen; alsdann binde es auf, und laße die Geschwüre und Sohle mit Eßig, Salz und reiner Asche warm auswaschen. Nachdem schmiere den Huf mit zerfloßenem Tarr und Fischöhl inwendig und auswendig. Wird nun später die Hufsohle ein wenig stark, so laße ihm dann ein schmales Eisen mit einem Leder darunter, aufschlagen, wie schon beschrieben wurde auf gleiche Art und Weise, und so an dem Füllsgleich befestigen damit man es im nöthigen Falle aufmachen kann. Wann ein Pferd in etwas spitziges als Holz, Glas, Dornen, spitzige Nägel, oder spitzige Steine und dergleichen mehr getreten, und in die Sohlen hineingegangen und das Leben im Hufe verwundet wäre, wobey es große Schmerzen hat, und wenn es stille stehet den Fuß in die Höhe hebt. Hier muß man den Schaden sogleich reinigen, das Eingetretene, sobald es darinnen stecken geblieben ist, herausnehmen. Sollte aber davon etwas im Hufe abgebrochen seyn, das man nicht mehr herausziehen könnte, dann lege ein

Pflaster, bestehend aus Teufelsdreck und Sauertreig in Eßig gekocht auf, welches Alles herausziehet. Ist nun Alles heraus und die Wunde noch frisch oder neu, dann schlage ungelöschten Kalch, Eyerweiß, mit Eßig vermischt, darauf.

Ein Anders, es sey die Verwundung neu oder alt, nehme Kornblumen=Wurzel, Gartengreßen, Schlüsselblumenwurzel und Hasenschmalz, Schweineschmalz und lebendige Krebse, stoße Alles zusammen, lege es über den Schaden, und laße dieß Tag und Nacht darüber liegen, und wasche es hernach mit warmen Eßig und Salz aus. Wenn Jemand mit einem Pferd verreisen will, so ist es gut, wenn man zuvor die Hufe des Pferdes mit Tarr und Fischöhl inwendig und auswendig schmieret. Wenn ein Pferd sich tretet, oder es ist von einem andern getreten worden, und der Tritt wäre nicht offen, sodann öffne ihm denselben, und tröpfle heißes Wachs und Unschlitt vermischt, hinein.

Ein Anderes, man nehme Backofenleimen, zerstoße ihn, vermische denselben mit Eßig, und schlage dies über den Schaden. Ist der Tritt noch neu, so rühre denselben mit keiner Hand an, sondern tritt dreymal mit dem rechten Fuß darauf.

Ein Anderes, man nehme gebrannten Alaun, das Weiße von Eyern, mische Alles zusammen und lege es auf den Schaden. Wäre der Schaden so bedeutend, daß man siehet daß Fleisch an dieser Stelle heraushängt, so lege ihm dann gebrannten heißen Hundekoth darüber, so gehet der Kern hinter sich zurück. Auch kann man die Wunde mit einem heißen Eisen brennen, aber wenig, alsdann lege Honig und Roggenmehl darüber.

Ein Anderes, man nehme Menschenkoth und lege ihn auf den Schaden. Ein Anderes, man stoße Schlüßelblumenkraut und Wurzel, lege dies auf den Schaden, und gieb ihm auch solches unter dem Futter zu fressen. Die Hornkluft, welche an den Hufen vorkommt, entsteht dadurch wenn die Hufe verwahrloset und allzusehr trocken werden; von steinigten Wegen, besonders wenn dabei noch das Pferd von Natur aus ein hitziges Temperament hat, und von großer Thätigkeit ist, und deswegen die Füße von der Erde hoch aufhebt und stark niederschlägt; auch pflanzt sich diese Krankheit von Hengsten und Stuten fort, und ist daher erblich; ferner ist auch bey manchen Pferden der Huf durchaus bis in die Krone und das Leben gespalten; endlich ist diese Krankheit schwer zu heilen, und erfordert eine lange Kur, und besonders im Winter, denn da ist diese Krankheit schwerer zu heilen, als in einer andern Jahreszeit.

Kur: reinige die Hornkluft auf das Allerfleißigste mit einem Eisen, und schabe mit einem Instrument das Alte hinweg; ritze dann mit einem Eischen daß es blutet; alsdann koche Flöhkraut in Eßig, thue Alaun hinein, wasche den Spalt gut aus, nachher nehme gepulverten blauen Vitriol und streue ihn in den Spalt; alsdann schmiere den Huf mit Tarr und Fischöhl ein. Ein Anderes, nehme Harz ein halbes Pfund, Grünspan und Honig von jedem acht Loth, und Terpentin ein viertel Pfund, mische Alles über einer Glut zusammen, streiche davon auf die Hornkluft, und verbinde es jeden Morgen.

Ein Anderes, wenn aber diese Krankheit sich in das Lebendige oder gar bis in die Krone erstrecket, so reinige und erweitere dieselbe. Auch wasche sie zweymal täglich mit einer Abkochung von Flöhkraut, Eßig und Alaun, wohl aus, und streue das schon erwähnte Vitriolpulver ein; alsdann lege Zwiebeln in heiße Asche, decke sie zu bis sie recht gebraten sind, sodann zerdrücke sie in Schweineschmalz, und schmiere dem Pferd das Horn damit, daß es dann wieder zuwachset. Gleichfalls kann man auch mit Fischlacke den Spalt auswaschen.

Wenn einem Pferd der alte Huf abstirbt, so kommt der junge Huf bald wieder hervor, so daß man ihn sehen kann. Kommt dieses von einem Rehe seyn her, so laße man ihm das Eisen abreißen, und den Huf gut ausschneiden, hernach laße es wieder aufschlagen, jedoch nicht zu lange darauf liegen. Alsdann nimmt man das Eisen wieder herunter, und schmieret den Huf eine Zeit lang jeden Tag mit Tarr und Fischöhl zusammen gemischt, gut ein.

Wenn sich aber der Huf abgelößet hat, und selbst herunter fallen will, dann ist dieses, was man noch gebrauchen kann: Wenn der Huf hinweg ist, so mache man ihm nemlich einen Schuh von starkem leinenem Tuch oder Leder, der recht nach dem Fuß paße, alsdann nehme man in heißer Asche gebratene Zwiebeln, zerdrücke sie in Fischöhl, nachher tauche Hanfwerrig oder Baumwolle hinein, und wickle solches so damit um den ganzen Fuß, alsdann thue man ihm den Schuh an. Jeden Morgen mache man den Fuß auf, und wasche ihn mit warmem Eßig ab, und binde ihn hernach wieder so zu wie das Erstemal. Zuletzt kann man auch Kühekoth in süßer Milch kochen, und um den Fuß herum schlagen, und über Nacht darauf liegen laßen. So bald als der Huf erwärmet und geheilet ist, so nehme man, um denselben zu stärken und hart zu machen, Salz eine Hand voll, Kleyen drey Hände voll, koche dies in scharfem Eßig, sodann streiche es auf ein leinenes Tuch, und schlage diesen Ueberschlag um den Fuß.

Ein anderes, man nehme Rus, Salz und Alaun, von einem so viel als vom Anderen, vermische alles mit Brauntewein, tauche Werrig hinein, und lege es über. Die Hufschweinung, welche bisweilen sehr schmerzhaft ist, entsteht gewöhnlich dadurch unten am Füllsgeleich, wenn Schmiede die Eisen zu enge auflegen, so daß das Pferd bisweilen einen Tritt sehr lahm gehet. Jedoch wird der Fehler oft nicht gesehen, bis die Schweinung in das dicke Fleisch kommt. Ist der Fehler unten, so kann man ihn leichter sehen, als wenn er oben ist. Man laße das Eisen sodann abreißen, und den Huf gut ausschneiden. Nachher schmiere man ihm den Huf, oben wo man die Schweinung wahrnimmt, mit dem im 15ten Kapitel dieses Theils beschriebenen Pflaster, aus Tarr, Raßem, Fischöhl und harter Seife bestehend, wohl ein. Hernach laße man ihm das Eisen wieder aufschlagen, und schmiere ihm den Huf alle Tage damit. Man laße aber das Eisen nicht zu lange aufliegen, sondern nehme es bald wieder ab, und laße den Huf wieder ausschneiden, und also fahre man fort bis das Leben wieder herauskommt, alsdann ist ihm geholfen.

Die beste Zeit zum Hufausschneiden ist im untergehenden

Krebs, (wie man zu sagen pflegt.) Ich habe aber noch niemals gesehen, daß der Krebs ins Aufgehen gekommen ist.

Ein anderes Mittel, man nehme Regenwürmer, Baumöhl, frische Butter und Klauenfett, von jedem gleichviel, thue alles in ein Geschirr, und siede diese Maße so lange bis die Würmer darinnen anfangen zu rauschen, da es alsdann fertig ist zum Gebrauche; alsdann schmiere die von der Schweinung ergriffene Stellen damit. Ferner, nehme man Honig, Unschlitt und Wagenschmier, von jedem gleich viel, mache es zu einer Salbe, und schmiere damit dem Pferde öffters die Hufe. Voll-Huf wird dasjenige Uebel genannt, wenn dem Pferde der Kern je länger je größer wird, so daß auch endlich gar keine Höhle mehr im Hufe zu sehen ist. Die Ursachen sind: Naße Ställe, morastige Weideplätze, überflüßige Feuchtigkeiten in den Beinen, übles Beschlagen und Rehung und wenn doch nicht die Hufeisen abgerißen wurden. Ferner, wenn die Wände an den Hufen abgeschnitten, oder so wenig daran gelaßen wurde, daß sie von sich selbsten abbrechen. Auch wird dieses Uebel zuweilen von Hengsten und Stuten ererbt, welche vollfüßig sind. Und endlich auch von einem vorausgegangenen Rehe-seyn.

Kur: Vor allen Dingen laße man des Pferdes Hufe gut ausschneiden, alsdann gieße ihm heißes Pech zweymal um das Horn inwendig herum, schmiere ihm die Krone, wo die Haare an den Huf gewachsen sind, alsdann laße man ihm die Eisen wieder aufschlagen. Dabey ist zu bemerken, daß die aufzuschlagenden Hufeisen, das Erstemal ziemlich breit seyn müßen weil die Hufwändchen sehr dünne sind, und daher gerne abbrechen.

Kur: Man nehme in heißer Asche gebratene Zwiebeln, zerdrücke sie in Schweinefett, und schmiere das Horn am Hufe jeden Tag bis er wieder wachse. Man laße auch dem Pferde das Eisen nicht lange auf dem Huf, sondern nehme es bald wieder ab, und schneide denselben abermals aus.

Dabey sehe man auch nach, ob das Leben nicht weit genug oben ist und ist dies der Fall, dann schütte wieder heißes Pech in den Huf, und schmiere auch die Krone mit irgend einem Fett, womit das Leben an der Krone mehr hervortritt.

Ein Anderes, man nehme ungelöschten Kalch zwey Händevoll, blauen Vitriol gepulvert drey Loth, Unschlitt ein viertel Pfund und Schweinefett ein Pfund, mische Alles zusammen, und schlage es mit Hanfwerg über das Horn, und schmiere den Huf mit ungesalzenem Speck. Ein Anderes man schlage einen Umschlag aus rothem Leimen und Eßig bereitet, auf den Huf und umwickle diesen mit Werg oder Leinwand, gut befestigt. Der Blatthuff und Vollhuf sind oft zu gleicher Zeit an einem Hufe beisammen. Auch ist die Kur dieselbe wie beym Vollhuf. Die Zeichen der verpolderten Hufe sind: Das Pferd streckt die Füße von sich, und gehet so leise, als wenn es würde auf Nadeln treten. Dieses Uebel kommt daher, wenn die Hufe gar zu hart oder zu weich sind, oder wann das Pferd zu lange unbeschlagen geritten wurde. Beugt man daher diesem Weiterverbreiten nicht vor, so muß man sonst zuletzt die Sohlen abziehen.

Kur: Vor allen Dingen muß man den Huf ausschneiden laßen, und nachher gepulverten blauen Vitriol in denselben streuen, oder man thut dieses Pulver in Eßig, taucht Werg hinein, und stopft dies in den Riß hinten im Huf zwischen den Haaren ein, damit Alles dadurch ausgefüllt werde. Sollte der Huf inwendig zu hart seyn, dann schmiere denselben inwendig und auswendig mit Tarr und Fischöhl gemischt, zuweilen warm ein. Ist er aber inwendig zu weich so schütte heißen Waßer hinein.

Ein anderes Mittel, man nehme Branntewein und gieße ihm davon in den Huf, und lege hernach Hanfwerg darauf. Man laße auch das Hufeisen hohl richten und leicht aufschlagen; alsdann nehme Honig ein halbes Pfund, Wachs ein viertel Pfund und gestoßene Lorbeeren vier Loth, koche Alles untereinander, und alsdann schlage es warm über. Das Hinken eines Pferdes kann man durch das Sehen leicht erkennen, an welchem Theil des Fußes es hinket, ob es am Bug oder sonst verenkt, oder am Kreuz verrückt sey. Die

Ursachen sind: Wind-Floß- oder Steingallen, Kegelverenkung, Blatt- oder Vollhuf, Zwanghuf, Verbällen, Vernageln, Spathen, Ellenbogenlaist, oder auch wann die Sennen verenkt oder zu kurz sind, Schwindel und dergleichen, welche Krankheiten alle in ihren Kapiteln zu finden, und nach der Beschreibung darinnen zu kuriren sind. Der Glas- oder Eishuf hat seinen Namen daher, weil er zuweilen wie Glas oder Eis zerspringt; dabey ist er sehr hart und spröde. Er entstehet daher, wann seine enthaltene Feuchtigkeit übermäßig trocken wird; oder auch wenn eine bedeutende Blutader welche hin zu ihm gehet, abgeschnitten oder verletzt wurde, und er dadurch der Nahrung beraubt worden ist. Die Zeichen sind: 1. Wenn das Eisen wegen großer Trockniß des Hufes immer wieder abfällt. 2. Wenn der Huf bey den Nägeln ab- oder aufreißet. 3. Wenn der Huf mit sammt dem Eisen hinweg springt.

Kur: Bey einem solchen Pferde muß man erweichende Mittel gebrauchen. Daher nehme man Fischöhl und Tarr, mache dies warm und vermische es, dann täglich warm aus- und inwendig den Huf damit gut geschmiert. Auch müßen die Nägel, welche durch das Horn herauf kommen, bey dem Beschlagen ganz dünne seyn, damit sie das Horn nicht spalten.

Ein Anderes, den Abend zuvor, wenn man das Pferd will den andern Tag beschlagen lassen so rühre etwas Eßig unter Kühekoth, und schlage es dem Pferd über den Huf, alsdann wird er den andern Morgen weich seyn. Allzu zarte und weiche Hufe, kommen von zu vielen kalten Feuchtigkeiten her, oder wann ein Pferd lange Zeit an leimichten und sumpfichten Orten gestanden. Ebenfalls kann aber auch diese Krankheit angeerbt seyn.

Kur: Gegen dieses Uebel muß man trocknende und hartmachende Arzeneyen gebrauchen. Man laße die Sohle und hinten im Hufe gut ausschneiden, und gieße hernach heißes Pech hinein, welches das Leben, wann es zu weit hervorgeschossen ist, zurücktreibet und heilet; alsdann dieß Uebel mit Ein- und Umschlägen von Vitriol mit Eßig vermischt, Werg eingetaucht, und in den Schaden gelegt und gestopft. Ist dies geheilet, so mache Raßem heiß und schütte ihn auf den Huf, und schmiere ihm auch das Horn damit, alsdann wird es hart. Solches Pferd muß man auf harten Grund oder Planken stellen.

Das 32. Kapitel.

Von der Hautstrenge der Pferde.

Ist ein Pferd mit diesem Uebel behaftet, so kann es nicht zunehmen. Die Kur ist, daß man ein solches Pferd etliche Tage hinter einander den ganzen Körper mit warmem Fischöhl einreibe. Hernach ziehet man die Haut mit einer Zange am Leibe an, aber an den Lenden muß man wohl Acht geben, daß man nichts im Leibe verletze. Dieserwegen muß man solche Arbeit mit den bloßen Händen verrichten. Nachdem dieses geschehen ist, reibt man solches wieder mit warmem Fischöhl und etwas reiner Asche darein gerührt, wohl ein. Ferner mache man Haselwurzel klein, thue sie in Waßer, und laße das Pferd davon saufen. Auf das Futter thue man jedesmal einen Löffelvoll Sauerteig und gieb ihm solches des Morgens im Futter ein. Des Abends giebt man ihm zwey Theelöffel voll weißen Weinstein in dem Futter. Bestreiche auch das Pferd oft mit Fett, welches oben auf dem Keßel schwimmt wenn man Würste kocht. Nachdem bestreue es mit gepulverten alten Schuh-Sohlen.

Das 33. Kapitel.

Von dem Brustbein, wenn es aus der Verbindung eines oder beyder Schlüßelbeinen springet.

Dieser Fall entstehet zuweilen dadurch, wenn ein Pferd hinfällt und die vordern Beine zurückziehet; wodurch die

Schulterblätter herunter schießen, und das Brustblatt, da wo es mit den Schlüßelbeinen in Verbindung stehet abreisset und herausspringet; und zwar entweder auf einer oder auch auf beyden Seiten. Die Schulterblätter stehen dann mehr vorne und das Brustbein liegt zurück; der Hals ist unter sich gebogen, der Rücken stehet mehr in die Höhe.— Wenn das Pferd oder Füllen laufen soll, so hängt es sich hintersich, und wenn es stehet, so stellt es die Vorderfüße gemeiner Hand übereinander. Kur: Man meße das Pferd von einem Gewerbe bis zum Andern, mit einer Schnur, und ritze es allemal bis zum Bug, daß es ein wenig blutet, und mache dabey an jedem Ort ein viereckiges weißes Stückchen Papier an den vier Ecken blutig; bohre sie alsdann in einigen Baum der Frucht trägt, gegen Sonnenaufgang. Hat das Pferd Eisen auf, so müßen sie sogleich nachdem es gemeßen ist, abgerißen werden. Nachdem schmiere man das Pferd mit dem im 10ten Kapitel dieses Theils beschriebenem Pflaster, aus Tarr, Naßem, Fischöhl und harter Seife bestehend, die Schuldern, den Rücken bis über das Kreuz, die Brust und die Beine, und nach vier Tagen wiederhohle man dieses Einreiben auf gleiche Art. Die Hufe sollen gut ausgeschnitten werden, und der Trog oder die Krippe und das Reff sollen hoch seyn, damit sich das Pferd an den hintern Schenkeln in die Höhe strecken muß.

Das 34. Kapitel.

Von dem Kern, und besonders wann derselbe hinter sich, oder hervortritt.

Diese Krankheit ist der Anfang zum Vollhuf, denn der Kern wächst je länger je mehr hervor. Kur dagegen: Man nehme heißes Pech und gieße davon zuweilen in den Huf; oder schlage Salz und Brod=Brosamen miteinander vermischt, darauf. Hat sich der Kern vorne an den Zehen des Hufes geöffnet, so streue man gepulverten blauen Vitriol hinein. Ein Anderes, man nehme Grünspan zwey Loth,

Eyerweiß so viel genug ist zu einem Liniment, alsdann bestreiche den Schaden damit, und umwickle den Fuß mit Hanfwerg. Was das Kernschwinden anbelangt, so ist solches in dem Kapitel von dem Schwinden zu finden. Ist der Kern aber zu weit hervorgetreten, dann nehme Roggenbrosamen und Salz und schlage es über diese Hervorwachsung und wiederhole dieß öfters, und schütte auch heißes Oel abwechselnd darauf.

Das 35. Kapitel.

Von den Kammgeschwüren.

Diesen Pferden soll man solche Mitteln gebrauchen, welche in dem Kapitel von der Raute vorkommen.

Das 36. Kapitel.

Von der Krotte am Halse.

Dieß ist ein Fleischgewächs am Hals, nicht weit hinter und unter den Ohren. Um dieß zu beseitigen lege das oft erwähnte Pflaster aus Tarr, Raßem, spanische Mücken, Merrettig und Knoblauch bestehend, auf die Krotte oder Gewächs, und wiederhole dies alle paar Tage bis zur Heilung.

Das 37. Kapitel.

Von dem Krebs.

Der Krebs ist ein solcher Schaden, welcher die Haut und das Fleisch in seinem Bereiche weit und breit hinwegfrißt, und eine blaulicht dunkle oder violette Farbe darstellt. Er entsteht von unreinem, schwarzem, dickem Geblüt des Leibes oder Körpers, und kommt an verschiedenen Orten des Körpers, besonders an den Lefzen des Mauls, vor. Kur: Man nehme Flöhkraut, frisches Weißeichenlaub oder Rinde, und Penneroil, thue alles in ein Geschirr, alsdann schütte Eßig dazu und koche dies eine Weile. Nachdem man es vom Feuer hat hinweggenommen, thue man gepulverten Alaun hinzu, und wasche zuweilen das Krebsgeschwür gut damit aus. Nachdem streue man abwechselend das schon oft erwähnte Pulver aus alten Schuhsohlen und Krautstorzen bestehend, in den Schaden ein, und nachher trockne es wieder ab. Späterhin thue man nichts mehr in das Geschwür als das oben beschriebene Pulver, welches auch einigen frischen Schaden heilet; und dabey gebe man auch dem Pferd täglich Hanfsaamen in dem Futter zu freßen. Ein Anderes, man nehme Baumöhl eine Quart, grünen Toback ein halbes Pfund, mische es in einem Glase zusammen, alsdann vergrabe man dieß vier Wachen lang im Pferdemist, hernach nehme es heraus, und preße es durch ein Tuch, so wird man ein grünes Oehl haben. Wenn man dieses Oehl gebrauchen will, so soll zuvor das Geschwür oder der Schaden mit Menschenharn ausgewaschen werden. Nachher taucht man ein leinenes Tuch in das Oehl ein und legt es auf solche Art zweimal des Tags auf den Schaden.— Auch ist dies Mittel für andere Schäden der Pferde gut. Ein anderes, man nehme Menschenkoth, Weinsteinsalz, dürre dies in einem Hafen an dem Feuer zu Pulver, und streue es in den Schaden.

Das 38. Kapitel.

Von den Läusen der Pferde.

Wenn ein Pferd Läuse hat, so erkennet man solches daran, daß es sich am Kopf und Hals, vornehmlich aber an der Mähne oftmals an etwas reibt, ꝛc. Um dieses Ungeziefer zu beseitigen, nehme man Flöhkraut und zerschnittenen Knoblauch, thue dieß in ein Gefäß, schütte Lauge dazu, und koche alles eine Weile, und wasche die Stellen damit wo Läuse sind. Ein anderes, man zerstoße Knoblauch und Teufelsdreck zusammen, thue dies in ein Geschirr, schütte heißes Waßer darüber, und laße es über Nacht stehen, alsdann wasche man die läusigten Stellen damit. Ein anderes, man nehme Erlenlaub sammt den Beeren und stoße dies zusammen, alsdann thue sie in ein Geschirr, worin kaltes Waßer zugeschüttet wird, und laße dies über Nacht stehen, hernach wasche die Stellen wo Läuse sind, damit. Fischöhl mit Asche vermischt und warm die lausigten Stellen geschmiert, tödtet sie auch.

Das 39. Kapitel.

Von den Mauken.

Diese entstehen unter den langen Haaren an den Füßen zwischen den Fesseln. Sie sind Schrunden der Haut welche sich daselbst nach der Quere aufspalten. Sie geben ein gelblichtes Waßer von sich, und verursachen große Schmerzen. Die Ursachen sind: Hitzige, brennende und scharfe Feuchtigkeiten, welche nach unten ausgeführt werden. — Kur: Man reibe diese schrundigen Stellen des Abends gut mit Schmierseife ein. Den andern Morgen wasche man sie mit warmem Waßer wieder ab, alsdann thue blauen Vitriol in Eßig, und wasche diese Stellen damit. Ein anderes, man nimm Grünspan, gepulvert, thue denselben in Schweinsfett, und schmiere damit die schrundigen Stellen ein. Ein anderes, man nimm Seife, Pech, Harz und Menschenkoth, von jedem gleichviel, thue alles in ein Geschirr, und mische es warm untereinander, und lege es dem Pferd warm über die Stellen, und wenn es kalt darauf worden ist, so nehme man solches herab, und salbe die Stellen mit Honig und Baumöhl zusammen gemischt, gut ein. Gieb auch einem solchen Pferde täglich Antimonium zu freßen, so treibt es den Fluß hinweg und reiniget daßelbe.

Das 40. Kapitel.

Von den Milben in den Haaren.

Man nehme dagegen Rheinblumen drey Händevoll, Alantwurzel und Salbey, von jedem eine Handvoll, gestoßene Lorbeeren einen Löffelvoll, thue alles in ein Geschirr, alsdann schütte man scharfe Lauge dazu, und koche es eine zeitlang, und wasche das Pferd oftmals damit. Nachher striegle daßelbe mit einem scharfen Striegel, und reibe es mit Ruß und Salz.

Das 41. Kapitel.

Von den müden Pferden.

Man nehme frisches Weiseichenlaub oder Rinde, Flöhkraut und Schöllkraut, koche alles eine zeitlang in Eßig, und wasche dem Pferd die Beine und Schenkel etlichemal damit. Ein anderes, man wasche dem Pferde auch zuweilen die Beine und Schenkel mit Brauntewein; welches gut ist für einiges Pferd, besonders welche gerne stolpern, und zu schwach auf den Beinen sind, oder auf Reisen gehen. Ein anderes, man reite es oft in Flußwasser gegen den Strom und laße es jedesmal eine Weile so darinnen stehen. Ein anderes, man wasche dem Pferde die Beine mit warmer Brühe worinnen Haberstroh gekocht wurde, und wickle ihm auch solches Stroh warm um die Beine. Ferner, brenne man Pferdeknochen, mache sie zu Pulver, thue darunter etwas gepulverten Salpeter, Schwefel und Schwefelblust, von jedem einen Löffelvoll, mische alles zusammen, und gieb dem Pferd zweymal des Tages einen Löffelvoll in seinem Futter. Man nehme dieses Pulver mit auf Reisen und gieb dem Pferd täglich einen Löffelvoll mit dem Futter, so wird es sicher seyn vor Rehung und gelben Wasser.

Das 42. Kapitel.

Von den Rappen.

Die Rappen sind rauhe Schrunden der Haut, und haben harte Schwüle und aschfarbige Lefzen, reißen die Haut sowohl hinten als vorne in den Gewerben der Knieen auf. Sie sind schwer zu vertreiben, nicht allein deswegen weil die Schenkel stets bewegt werden, sondern auch wegen den trocknen Massen oder verdickten Feuchtigkeiten welche sich hier ansammlen, und je mehr sie sich vermehren, desto schwühlichter werden, diese rauhen Schrunden. Die Ursachen sind: Unreine Wartung der Pferde, besonders im Winter, wann sie mit nassen Füßen in die Ställe gebracht, und nicht fleißig abgerieben und getrocknet werden, wodurch ihnen die kalten Flüße und Geblüt in die Beine und Schenkel fallen, und bilden alsdann daselbst eine Geschwulst, besonders aber in den hintern Schenkeln. Die füße fangen hernach an zu rinnen, und das Haar an den Schenkeln steht über sich wie Sauborsten. Kur: schere die Haare an dem Ort wo der Schaden ist ab, picke daselbst ein wenig mit einem Laßeiseisen, alsdann lege man das schon oft erwähnte Pflaster aus Tarr, Raßem, spanischen Mücken, Merrettig und Knoblauch bestehend, auf, und lege feingemachtes Werg darüber. Ein Anderes, man nehme lebendigen Kalch, Salz, Roggenmehl und Ruß, mische Alles mit Eßig von jedem gleichviel zusammen, und schlage es öfters über den Schaden. Ein Anderes, man nehme gestoßenen Schwefel drey Loth, vermische ihn mit Schmalz, worinnen Fische gebacken wurden und damit schmiere zuweilen den Schaden. Ein Anderes, man nehme Schießpulver, Grünspan und ungelöschten Kalch von jedem gleichviel, Schweineschmalz so viel als es genug ist zu einer Salbe, vermische Alles über einer Kohlenglut untereinander, und schmiere zuweilen den Schaden damit. Ein Anderes, man wasche die Rappen öfters, mit dem Wasser welches vier und zwanzig Stunden über ungelöschtem Kalch gestanden ist. Nach alle dem schmiere den Schaden mit Baumöhl, damit es wieder eine gute Haut gebe. Nachher klopfe Pfirsichkörner klein zu Pulver, vermische sie unter Eßig zu einer Salbe, und schmiere zuweilen den Schaden damit, so wachsen wieder frische Haare.

Das 43. Kapitel.

Von der Räude der Pferde.

Die Räude oder Krätze an den Thieren ist eine unreine unflätbige und ansteckende Krankheit. Die Haut wird dabey ganz schuppigt, rauh, voller Ruffen und Krusten; oder es sind kleine Geschwüre, welche die Haut durchnagen und beißen. Diese Krankheit ist erblich, und wann man ein solches Pferd nicht von der Weide oder dem Stall absondert, so kann es alle andere Pferde anstecken, die um es herum sind. Ja, wann man nur ein anderes Pferd mit einem Striegel, Wischtuch, Decke, Sattel oder Zaum anrührt, welche bey einem solchen unreinen Pferde vorher gebraucht waren, so bekommt solches dieselbige Krankheit alsbald. Es giebt zweyerley Arten von der Räude: nämlich die trockne, welche keine Feuchtigkeit und keinen Eiter mit sich führt, und den obersten oder äußersten Theil der Haut einnimmt, welche man die schlechte, einfache Zitter oder Geflecht nennt. Die andere Räude ist dick und feucht, frißt tief in die Haut hinein, und wird der ächte Grind geheissen. Die Räude entstehet von vielen und mancherley Feuchtigkeiten, welche ihre Natur gleichermassen verlassen, und sich mit andern Feuchtigkeiten vermischen, welches man aus den Ruffen des Grindes und dem daraus fließenden Eiter und auch an dessen Farbe erkennen kann. Dieselbe entspringet entweder aus dem verdorbenen und verbrannten Geblüt allein; oder die Räude entstehet daher, wann man ein Pferd zu sehr Arbeiten und dabey Hunger leiden lässet. Ferner, wenn es nicht fleißig gereinigt wird, sondern allerhand Staub und Unrath auf ihm liegen bleibt und dergleichen mehr. Die Zeichen dieser Krankheit sind offenbar; zudem reibt sich ein solches Pferd oft an den Wänden, Mauern, Bäumen und wo es hinkommt. Auch kratzt es sich mit den Zähnen und Füßen wo die Räude ist, dann der Grind nimmt oft den ganzen Körper ein, besonders aber die Schenkel, Geleiche, Mähne und Schwanz. Kur: Vor allen Dingen muß man den Leib mit Klystieren aus Baumöhl offen halten. Ferner, nehme man Baumöhl drey Tschill, Salpeter und Alaun von jedem einen Löffelvoll, thue Alles in ein Geschirr und koche es ein wenig, und schütte es dem Pferd auf einmal ein. Man nehme auch Lauge und wasche es zuweilen über den ganzen Körper. Nachdem nehme Eßig, Schießpulver, Schwefel und Alaun gepulvert so viel daß man es zweymal damit waschen kann; nachdem nehme man Holder- und Sassafraswurzel, Flöhkraut und Penneroil, koche Alles in Wasser eine Weile, dann thue gepulverten Alaun hinzu, und wasche das Pferd zuweilen damit. Ein Anderes, man nehme Fischlacke und wasche das Pferd etlichemal damit. Nachher schütte Wasser über ungelöschten Kalch, rühre dies untereinander, und laße es über Nacht stehen, dann schütte das Wasser oben ab, und wasche das Pferd damit. Nachher vermische Tarr, und Fischöhl zusammen, und schmiere das Pferd damit. Gebe auch den Tag zwey Löffelvoll Schwefelblust, nemlich, des Morgens und des Abends auf dem Futter zu fressen, und bey All diesem Gebrauch muß man dem Pferde fünf Tage hintereinander an irgend einer Ader wo man viel Blut bekommen kann, Blutlassen.

Das 44. Kapitel.

Von dem Schwinden der Pferde.

Dieses Uebel entsteht vom Fallen, Stoßen, Schlagen, Verbügung, Verenkung und andern Ursachen. Die Zeichen sind: 1. Das Glied welches schwindet ist allezeit kälter als irgend ein anderes gesundes Glied. 2. Das Fleisch vermindert oder verkleinert sich an diesem Ort. 3. Das Glied wird immer mehr kraftlos. 4. Zuletzt hinkt es auch an diesem Gelenke, wobey auch bey der Bugschwindung bald die Kernschwindung folgt, und dann ist auch der Huf an dem Fuße, wo die Schwindung ist, kleiner als der in dem gesunden Fuße. Wird das Pferd plötzlich lahm, und der Bug ist oben runder und dünner als unten, so ist die Schulter geschossen oder geschlipft, die Schweinung kommt dann etwas tiefer und schweinet manchmal ein rechtes Loch zwischen den Knochen hinein, wenn nicht geholfen wird. Kur: Man schmiere da wo die Schweinung ist und auch den Huf inwendig und auswendig mit dem schon erwähnten Pflaster aus Tarr, Raßem, Fischöhl und Seife bestehend, zuweilen so warm ein, als es das Pferd erleiden kann. Ferner meße man das Pferd mit einer Schnur, anzufangen an den Haaren die an dem Huf gewachsen sind, bis oben an den Schulterknochen am Bug, dann ritze es allda ein wenig, daß etwas Blut heraus kommt, mache damit ein viereckiges Stückchen Papier an den vier Ecken blutig, und bohre es in irgend einen Baum der Frucht bringt, gegen Sonnenaufgang, so hoch als das Pferd gemeßen hat, alsdann schmiere das eben erwähnte Pflaster abermals von oben bis unten aus und zwischen der Brust und dem Blatt gut ein. Der äußerste Brustknochen wenn er geschlipft ist, stehet zu weit unten und zu viel rückwärts, und wenn dabey das Pferd vorwärts schreitet, so machet es da eine Dalle oben bey dem Bug hinein. Ein Anderes Mittel, man nehme frischen Butter und etwas Schweineschmalz, Regenwürmer, grünes Korn, Schöllkraut und etwas Salz, Alles in ein Geschirr gethan und gebraten, alsdann reibe damit wo das Schwinden ist gut ein, und wiederhole dies zuweilen. Ein Anderes, man nehme einen glatten Wackenstein und fahre von oben herab wo die Schweinung ist bis unten aus, ziehe dabey ein wenig hart an auf die Haut, und jedesmal, wenn man von oben herunter fähret, so sage, Fleisch und Blut, Mark und Bein schweint nicht härter als der Stein, und so dreymal, und jedesmal wenn man auf den Grund kommt, so fahre man mit dem Stein einen Kreis herum. Ein Anderes, wann dieses Uebel so zwischen die Knochen geschweint ist, daß die Haut darüber so hart wie ein Board anzufühlen ist, dann schmiere man diese Stelle mit dem schon oft beschriebenen Pflaster aus Tarr, Raßem, spanischen Fliegen, Knoblauch und Merrettig bestehend, und lege hernach Werg darauf, welches die Haut losziehet, und somit Heilung dieses Uebels bezweckt. Die Zeichen des Kernschwindens sind: 1. Wenn sich der Kern oben an den Fersen zusammen zieht. 2. Sich nach und nach verliert, welches von schlechtem Beschlagen kommt, wenn nemlich die Wände bis auf die Fersen hinweg geschnitten, wodurch die Hufe zu dünne geworden sind. 3. Ist das Kernschwinden gewöhnlich auch bey dem Bugschwinden zugegen, wobey auch der Huf wo die Schweinung haftet, kleiner als der gesunde Huf ist. Kur: Man schneide den leidenden Huf des Pferdes aus, nehme dann frischen Saukoth, Salz und Knoblauch verklopft, und untereinander gemischt, und in den Huf geschlagen, oder auch Menschenkoth aufgeschlagen. Ein Anderes, man nehme Schweinefett, Knoblauch und Zwiebeln feingeschnitten, dann zusammengemischt und dies in den Huf aufgelegt, und mit einem Tuch rc. befestigt.

Das 45, Kapitel.

Von dem Scharbock.

Diese Krankheit kommt oben am Bug vor, wo auch der Füßel entsteht. Es stellt sich eine Erhabenheit daselbst dar, als hätte der Sattel das Pferd gedrückt. Jedoch befindet dieß sich zwischen dem Sattel und der Haut, da hingegen der Füßel am Knochen anfängt und oft ziemlich dick wird; der Scharbock aber fängt oben auf der Haut an, und frißt oft in den Hals hinein. Wenn man daher wahrnimmt daß es noch ein Bläschen in der dünnen Haut ist, dann nehme ein recht scharfes Messer, und fahre oben auf der Haut hin und schneide sie hinweg, dann wird hellgelbes Wasser herauskommen, und sodann thue Flöhkraut brühe darauf. Hat aber das Geschwür schon tiefer hineingefreßen, wobey zuweilen von außen eine kleine Oeffnung ist, aber inwendig frißt es weit vorwärts in den Hals, wobey viel Unrath auslauft. Kur: schabe Christwurzel ein wenig, lege sie über Nacht in Eßig, den andern Morgen binde einen Faden an die Wurzel, und stecke sie in das Geschwür hinunter, laße sie vier und zwanzig Stunden darinnen stecken, alsdann ziehe sie an dem Faden wieder heraus, dies macht die sich hineinziehenden blauen Aederchen todt; nachher lege das schon oft erwähnte Pflaster aus Tarr, Raßem, Merrettig, spanischen Mücken und Knoblauch bestehend, auf das Geschwür, und laß es einige Tage darauf liegen, dann nehme es hinweg, streiche von demselben Pflaster auf einen Lumpen, und lege es um das Geschwür herum. Auf das Geschwür aber lege nun frischen Menschenkoth, und binde ein Tuch darüber.

Das 46. Kapitel.

Von den Sehnen, Nerven und ihren Fehlern oder Gebrechen.

Die Zeichen wenn ein Pferd die Sehnen oder Nerven übertreten oder verzuckt hat, oder daran gestoßen oder geschlagen worden, sind augenscheinlich: 1. Das Pferd gehet arg lahm. 2. Kann es den Fuß gar nicht vorsetzen, so als wäre das Bein gebrochen. Kur: Man schmiere das Pferd warm ein, wo es sich vertreten hat, mit dem schon so oft erwähnten Pflaster aus Fischöhl, Tarr, Raßem und harter Seife bestehend, gut ein, und lege Werg darüber. Ein Anderes, man schütte Wasser über ungelöschten Kalch, rühre dies durcheinander und laße es über Nacht stehen, den andern Morgen nimm das Häutchen oben hinweg von dem Wasser, rühre dann Lein= oder Baumöhl darunter bis es eine geschlachte Schmier ist, dann schmiere das Pferd damit an dem Schaden ein. Ein Anderes, man nehme Käsepappelkraut zwey Händevoll, Weizenkleyen drey Händevoll, Hopfen eine Handvoll, Heublumen vier Händevoll, koche Alles in Eßig und schlage dies dem Pferd oftmals warm über den Schaden.

Das 47. Kapitel.

Von dem Spathen.

Der Spathen, welcher gewöhnlich an dem hintern rechten Schenkel innerhalb des Knies, selten aber an allen beyden Schenkeln zugleich vorkommt; besteht in einer kleinen harten Beule oder Geschwulst, die sich oft hin und herschieben läßt, und wohl die Größe eines halben Eyes hat, wodurch das Pferd hinkt, bis es eine Zeitlang gegangen, und dadurch erwärmt wird; so daß alsdann das Hinken sich allmählig auf einige Zeit verliert, indem die Beule, welche auf dem Gelenk sitzt, über das Gewerb hinüber gehet.— Dieses Uebel kommt von kalten Feuchtigkeiten her, welche sich dahin verbreiten, und sich verhärten; von vieler und schwerer Arbeit. Ferner, wird es auch ererbt von Beschälern oder Hengsten und Stuten, rc. Kur: Man lege das schon oft erwähnte Pflaster im 17ten Kapitel des 3ten Theils nachzusehen, bestehend aus Tarr, Naßem, spanischen Mücken, Knoblauch und Merrettig, über die Beule, und feines Werg darauf, und in etlichen Tage lege wieder ein solches Pflaster darauf. Ein Anderes, man nehme Bocksbeerenwurzel fein zerschnitten, brate sie in Fischöhl bis dieselbe dürre wird, alsdann schmiere damit den Spathen so heiß als es seyn kann; nachdem hebe ein heißes Eisen, ohne den Schaden zu berühren, dagegen. Ein Anderes, man nehme gestoßenen Langen Pfeffer, Mostert oder Senf, Zwiebelsaft, und mache daraus ein Pflaster. Auf dieses Pflaster thue dann ungefähr drey Erbsengroß Quecksilber, und zwar so, daß es recht auf die Mitte des Schadens kommt, und so lege dann das Pflaster über, welches man so lange wiederholt oder aufliegen läßet bis die Haut abgeht und sich Eiter bildet. Man muß aber täglich auf diese Art ein frisches Pflaster auflegen. Hernach wann es Eitert, so lege dann statt diesem ein anderes Pflaster auf, bestehend aus Wachs-Pflaster, mit Terpentin vermischt, und zuweilen wiederholt. Hernach wasche man es täglich aus, und streue gepulverten Weinstein darein; dabey darf man das Pferd die ganze Zeit während der Kur in kein Wasser lassen; auch muß der Stall trocken und rein seyn. Ein Anderes, man nehme eine lebendige Kröte, binde sie auf den Spathen bis sie todt ist, oder man nehme drey Eyer, lege sie in heiße Asche bis sie gebraten sind, dann nehme man eins um das andere auf ein Tuch oder wie man kann, noch warm, und halte es so auf den Schaden bis es kalt ist, dann nehme man das zweyte und so dann auf dieselbe Art das dritte Ey.

Von dem Blut=Spathen.

Dieser entstehet von Strehnen eines Pferdes, wobey sich Blut und Waßer an den hintern Knieen zusammen verbindet und je öfter sich das Pferd dabey noch mehr strehnet, desto dicker und größer wird dieser Spathe. Das Pferd geht dabey lange Zeit oft nicht Lahm daran, bis alsdann zu viel Wasser und Blut am Knie sich befindet, und endlich eine große Geschwulst darstellt, rc. Kur: Man nehme das schon oft beschriebene Dekokt aus Weißeichenlaub oder Rinde, Flöhkraut, Schöllkraut, Penneroil und Alaun, und Eßig bestehend, wasche und reibe diese Geschwulst zuweilen recht damit. Ein Anderes, man schmiere auch die Beule mit dem schon sehr oft auch in diesem Kapitel abermals erwähntem Pflaster aus Tarr, Naßem, spanische Mücken, Merrettig und Knoblauch bestehend, gut ein, und belege es nachher mit Werg, und so wiederhole dies alle paar Tage. Ist aber diese Geschwulst gar zu dick, so richte sie mit einem Bendel unten hinauf und oben herunter, und wenn die Geschwulst so auf einem Klumpen ist, so hauet man mit dem Laßeisen hinein, drückt das verdickte Blut heraus, und legt dann wieder das eben erwähnte Pflaster auf. Ein Anderes, man koche Sauerteig und Teufelsdreck in Eßig zu einem Pflaster und lege es über den Schaden und thue Werg darauf befestigen.

Das 48. Kapitel.

Von den Strupfen.

Die Strupfen oder der Straubfuß, welche wie Saubörsten über den Haaren, theils überzwerg, theils in der Länge stehen, kommen von bösen, scharfen Flüßen her, und sind mit den Rappen und Mauken fast einerley Krankheit, außer daß diese schlimmer sind als die Rappen und Mauken. Kur: Man stecke dem Pferd zuweilen eine schon oft beschriebene Laxierkugel ein, und in zwey Tagen wieder eine, damit es gut laxirt. Man reibe dem Pferd des Abends die Beine mit Schmierseife gut ein, den andern Morgen wasche sie wieder mit warm Wasser ab; alsdann nehme Terpentin, Bleyweiß, Schwefel, Schießpulver und Alaun von jedem gleichviel, zerstoße und mische dann Alles mit Eßig und Baumöhl zu einer Salbe, und schmiere das Pferd damit. Gieb ihm auch Antimonium auf dem Futter zu fressen; wasche die Strupfen mit Lauge, dann koche Milch, Rahm und Wachs wohl untereinander, und binde es auf die Strupfen, und wiederhole dieß etliche Tage hintereinander, und binde auch abwechselnd warmen Menschenkoth darauf. Ein Anderes, man tunke ein wollenes Tuch in heißes Pech und binde es noch warm über, und laße es drey Tage darauf liegen. Hernach reiße das Tuch mit Gewalt herunter, so gehen dann die Strupfen mit heraus; hernach schmiere das Pferd mit Fischöhl und Tarr zusammengemacht gut ein. Ein Anderes, man wasche das Pferd mit Lauge; nachher nehme Grünspan und Schweinefett, mische dieß durcheinander, und schmiere das Pferd an den Strupfen damit.

Das 49. Kapitel.

Vom Verbügen.

Dieses entstehet entweder dadurch, wenn ein Pferd gegen den Scheuerbaren oder die Wand gejagt wird; oder wenn zwey Pferde gegen einander anrennen; oder wenn es im

Stalle plötzlich von seinem Lager auffspringet, besonders wenn der Stall glatt und mit Planken belegt ist. Dadurch bildet sich nun leicht unterlaufendes geronnenes Geblüt, und die Schweinung tritt dann leicht hinzu. Das Zeichen dieses Uebels ist, daß das Pferd den kranken Fuß immer vorne hinaus stellet, und die Erde mit dem ganzen Fuß bedecket. Kur: Man schmiere mehrmals den Bug mit dem schon so oft erwähnten, und im 10ten Kapitel dieses Theiles beschriebenen Pflaster aus Tarr, Raßem, Fischöhl und harter Seife bestehend, so wie auch die Schultern, recht warm ein. Ein anderes, man nehme gedörrten und gestoßenen Sevenbaum eine Handvoll, Schweinefett ein Pfund, koche dieses untereinander zu einer Salbe, und schmiere das Pferd wohl damit. Ein anderes, man führe das Pferd in fließendes Waßer, laße es eine Stunde lang gegen den Strom stehen, und wiederhole dieses einige Tage hinter einander. Ein anderes, man schlage ihm auch die Bugadern, und fange das Blut in einem Gefäß auf. Hernach nehme man Roggenmehl, und Asche, von jedem zwey Hände voll, Eyer elf Stücke, Branntewein, Eßig und Honig, von jedem ein halbes Peint, mische alles mit dem Blut unter einander, streiche solches dem Pferde an den Körper, und laße dasselbe fünf Tage lang also daran seyn. Nachher wasche wieder alles ab, und schmiere das Pferd mit Tarr und Fischöhl, miteinander vermischt, recht warm ein.

Das 50. Kapitel.

Von Verenkungen.

Diese Gebrechen werden so wie das Verbügen und Kreuz-Verenkung, Sehnen- oder Geäderverzucken kurirt, daher in ihren respektiven Kapiteln davon nachzuschlagen ist.

Das 51. Kapitel.

Von Ueberbeinen.

Die Ueberbeine sind harte Beulen oder Geschwülste einer Haselnuß ähnlich, aber auch von verschiedener Größe. Auch laßen sie sich oft nicht zurück drücken, und verursachen selten Schmerzen. Sie entstehen aus dicken zähen Feuchtigkeiten, welche von den obern Theilen des Leibes sich in die untern verbreiten, alsdann in den Schenkeln haften, und also daselbst verhärtet worden. Ferner, auch von Stoßen, Schlagen, Anstrengungen und dergleichen mehr. Sie liegen oftmals hart auf den Beinen auf, und sind leicht wahrzunehmen. Gewöhnlich sind sie am untern Theile des Fußes, unter dem Knie, neben den Füßen inwendig und auswendig, und vorne an den Schienbeinen, selten oberhalb den Knien. Jedoch kommen sie auch unter den Kinnbacken, und erstrecken sich bisweilen zu der Kinnkette hinab. Auch kommen die Ueberbeine an jungen Füllen, und an jungen Pferden weit häufiger vor als bey alten Pferden: Kur: Man wasche die Beulen öffters mit der im 47ten Kapitel dieses Theils beschriebenen Abkochung von Weißeichenlaub oder Rinde, Flöhkraut, Schöllkraut, Pennerоilkraut, Eßig, und Alaun, bestehend; hernach schmiere man dieselben mit der im 47sten Kapitel dieses Theils beschriebenen Salbe, bestehend aus Bocksbeeren Wurzel in Fischöhl zu einer Salbe gebraten. Nachher nehme man einen immer im Waßer liegenden Stein heraus, und zwar im abnehmenden Mond, und wenn man ihn aus dem Waßer hat, so lege man denselben in den Keller, bis man ihn wieder braucht; und bey jedesmaligem Gebrauch reibe man untersich damit. Ein anderes, man koche Teufelsdreck und Sauerteig mit Eßig zu einem Pflaster und lege davon ein Pflästerchen auf das Ueberbein, welches öffters auch Splint genannt wird. Ein anderes, man nehme ein hartgekochtes Ey, spalte es durch, und binde die Hälfte davon auf das Ueberbein. Manchmal hat ein Pferd einen Fehler im Füllsgeleig, nachdem dieß geheilet ist, bleibt zuweilen eine Wurstartige Geschwulst daselbst zurück, wobey das Pferd lahm geht. Dagegen lege man das im 17ten Kapitel dieses Theils beschriebene Harzpflaster, aus Tarr, Naßem, spanischen Mücken, Knoblauch und Merrettig bestehend, in das Füllsgeleig, thue Werrig darauf und wiederhole dieses einigemal. Ein anderes, im Fall aber es bekäme Schmerzen in dem Ueberbein, und das Pferd gienge lahm, so öffne diese Hautgeschwulst, und streiche eine Salbe aus gestoßenem Pfeffer, ungelöschtem Kalch, von einem so viel als vom anderen, und Eßig so viel als nöthig ist, zu einer Salbe, untereinander auf den Schaden, und wiederhole dieses öfters.

Das 52. Kapitel.

Von den Warzen.

Die Warzen, welche Hautauswüchse sind, liegen fest auf der Haut. Manche sind breit, manche wieder länglicht: auch sind sie nicht so leicht vertrieben als manche Menschen oftmals glauben. Denn Einige sind so tief eingewurzelt, daß man sie durchaus nicht ausschneiden kann. Kur: Man nehme die schon oftmals beschriebene feingeschnittene Bocksbeerenwurzel in Fischöhl gebraten, und schmiere die Warzen ganz heiß damit, und wiederhole dieses öfters. — Ein anderes, man lege das schon oft beschriebene, aus Tarr, Naßem, spanischen Mücken, Merrettig und Knoblauch bestehende Pflaster auf, welches die Wurzeln herausziehet. Ein anderes, man wasche die Warzen mit dem Waßer worinnen die Schmiede die glühenden Eisen ablöschen, oder mit Waßer welches in einem Weißeichen Stumpfen stehen bleibt. Ein anderes, man schneide die Warzen ab, und binde hernach Schießpulver mit Speck vermischt darüber. Wenn die Warzen nicht so breit angewachsen sind, dann ziehe man sie ein wenig hervor, und binde sie mit einem Seidenfaden allmählig etwas fester bis dieselben abfallen.

Das 53. Kapitel.

Von Verwundungen—wenn ein Pferd mit einem Pfeil oder Kugel geschossen worden wäre.

Wenn ein Pferd mit einer Kugel oder Pfeil geschoßen worden, und die Kugel stecken geblieben ist, so soll man wo möglich dahin trachten, daß man selbige wieder herausziehe, entweder mit einem Kugelzieher oder durch den Schnitt die Wunde erweitern, um sodann die Kugel herauszunehmen. Auch soll man ihm einen Löffelvoll Brandpulver in einem halben Peint Eßig einschütten, und so etliche Tage hintereinander wiederholen. Man gieb ihm auch öfters einen Löffelvoll von diesem Pulver auf dem Futter zu freßen. Ferner nehme man Schießpulver zwey Löffelvoll, Alaun und Schwefel von jedem einen Löffelvoll, mache alles fein in einem steinernen Mörser und solchem Stößel, und schütte davon einen Löffelvoll mit einem halben Peint Eßig vermischt, dem Pferde auf einmal ein. Man thue auch dabey etwas Salpeter täglich unter das Trinkwasser, damit dem Brand noch mehr vorgebeugt werde; man mache auch ein Pflaster von Sauerkrautbrühe und Sauerteig, und lege es über die geschossene Wunde, welches Einiges da herauszieht; nachher spritze den Saft von Holderblättern mit Eßig vermischt in die Wunden ein, welches den Brand sehr löscht. Ein Anderes, man nehme Geisbarth oder alter Mann, Melten genannt, Gänse= und Hasenschmalz und lebendige Krebse, stoße dies Alles zusammen, und lege es über die Wunden, welches Alles herauszieht; und nachdem dieß abgenommen ist dann stecke etwas Speck in die Wunden. Wenn ein Pferd gebißen, gestochen, geschlagen oder gehauen wurde, dann wasche den Schaden wohl mit Wein aus, hernach nehme Wermuth, Flöhkraut, Wintergrün, Nachtschatten, Ehrenpreis und Leinsaamen von jedem eine Handvoll, koche Alles in süßer Milch, und schlage es über die Wunden, und erneuere es zuweilen. Sind die Wunden noch frisch, so kann man frisch getrocknetes und zu Pulver gestoßenes Weißeichenlaub oder die mittlere Rinde über die Wunden streuen.

Das 54. Kapitel.

Von dem Wurm.

Diese Krankheit, welche man mit dem Namen Wurm bezeichnet, hat ihren Namen nicht daher, als wenn dieses Uebel ein Wurm wäre, sondern dieserwegen, weil diese Krankheit gleichsam wie die Holzwürmer oder Maulwürfe, bald da bald dort, unter der Erde hinkriechen, und an verschiedenen Orten Erdhäufen aufrichten oder aufwerfen, und so auf gleiche Art verhält es sich auch mit dem hervorkommen der Beulen an dem Leibe des Pferdes, und wenn auch schon eine Beule an einem Ort zugeheilt ist, so entsteht an einem andern Ort wieder eine Andere. Die Ursache dieser Krankheit ist ein unreines und faullichtes Geblüt im Körper, und wird blos darinnen unterschieden, daß es in einem Pferd andere Eigenschaften hat als in einem Andern, und daher erscheinen so mancherley Arten dieser Krankheit. Sie ist an sich selbst eine ansteckende, langwierige und oft höchst gefährliche Krankheit, welche, wann sie nicht recht behandelt wird, dem Pferd das Leben kostet. Bey der Kur darf das Pferd niemals ins Wasser gelassen werden. Auch muß man Achtung geben daß ein solches Pferd nicht an den Schaden leckt. Ferner muß man es auch von andern gesunden Pferden entfernt halten, und daher allein in einen Stall, rc. stellen. Diejenige Art Wurm, welcher sich über dem Herzen und am Kopfe zeigt, ist der Gefährlichste u. am schwersten zu beseitigen; nach diesem der an den Schenkeln; derjenige aber, welcher über den ganzen Leib ausgeht, ist am leichtesten zu heilen. Auch muß ein solches Pferd, nach dem Einschütten eines Trankes jedesmal wenigstens eine Stunde lang wohl geritten oder geführt werden. Man mache ihm wie folgt einen Trank: man nehme drey Tschill Baumöhl, Salpeter und Alaun von jedem einen Löffelvoll, thue Alles in ein Geschirr, koche dies ein wenig, und schütte es auf einmal dem Pferde ein, und wiederhole dieß den zweiten Tag wieder. Nachdem nehme man geschabte Krähenaugen ein Quentchen, Teufelsdreck ein und ein halbes Quentchen, Aloe und Safran von jedem ein halbes Quentchen, mische Alles zusammen in einer Peint Wein, dann schütte es ihm auf einmal ein, und wiederhole dieses so etlichemal, gieb ihm auch jeden Tag etwas Antimonium unter dem Futter zu freßen, und wo sich die Beulen aufwerfen, lege das schon oft erwähnte Pflaster aus Tarr, Naßem, spanischen Fliegen, Knoblauch und Merrettig bestehend, darauf, und bedecke es hernach mit Werg. Ein Anderes, man nehme eine Quart Strongbier, rühre eine Unze Theriak hinein, und schütte es dem Pferd auf einmal ein. Ein Anderes, man nehme Menschenkoth, Teufelsdreck, Sevenbaum, Alaun und Salpeter, mische Alles zusammen, und streiche es auf die Beulen, nachdem man ihm schon innerlich etwas gebraucht hat; man gieb ihm auch jeden Tag Schwefelblust und Salpeter zusammengemischt, Morgens und Abends mit dem Futter ein.

Das 55. Kapitel.

Von allerley Krankheiten.

Gegen den Vollübel, welcher hinter den Ohren entstehet, und dem Füßel, welcher sich in einer Geschwulst auf dem Bug zeiget und den Ringbohn welcher am Huf entstehet, und in der Mitte desselben zusammenwächset, wo bey dem letzt genannten Uebel das Pferd lahm geht. Man lege daher gegen diese dreyerley Uebel das schon oft erwähnte Pflaster welches aus Tarr, Naßem, spanische Mücken, Merrettig und Knoblauch besteet, auf, und belege es hernach mit Werg, und wiederhole es alle drey Tage durch ein frisches Pflaster; alsdann nehme hernach Sauerteig und Teufelsdreck, koche dies mit Eßig und lege es auf wo der Schaden ist, und lege Werg darüber, welches das Zertheilen oder Aufziehen befördert, oder auch selbst besonders bey dem Vollübel und Füßel, wann die Geschwulst auf ist, solche wieder heilet. Oder auch ein Anderes, man drucke abwechselnd Flöhkrautbrühe in die Wunde, nachher lege wieder das soeben beschriebene Pflaster darüber. Ist aber die Geschwulst bey einem dieser Uebeln nämlich des Vollübels oder Ringbohns noch nicht auf, so kann auch ein heißes Eisen eine kurze Zeit, ohne die Haut zu berühren, vor die Geschwulst halten. Hernach streicht man eine Salbe aus Bocksbeerenwurzel und Fischöhl bestehend, die schon oft beschrieben wurde, ein, und wiederholt dies letztere zuweilen.

Hat aber das Pferd allein den Ringbohn, so binde es fest, und klopfe ihm mit einem hölzernen Hammer den Huf wo das Uebel ist, dann lege ihm das oft beschriebene Pflaster aus Tarr, Naßem, spanischen Mücken, Knoblauch und Merrettig bestehend, daselbst auf, und belege Alles mit Werg gut befestigt, und in etlichen Tagen lege wieder ein solches Pflaster auf und so fort. Ferner kann man auch ein heißes Eisen dagegen halten, und abwechselnd die Salbe aus Bocksbeerenwurzel und Fischöhl bestehend, in den Schaden einreiben.

Ein Anderes, man nehme frischen Menschenkoth, lege ihn über den Ringbohn gut gebunden mit einem Lappen, laße ihn vier Tage darauf liegen, dann nehme ihn wieder ab, und lege frischen darauf, ꝛc.; dabey soll das Pferd in keinem dieser Uebeln und Kuren ins Wasser kommen. Von den Krankheiten die aus dem Magen und schlechtem Geblüt desselben entstehen. Kur dagegen: Man nehme Rheinfarn, Raute, Wermuth, und wilden Flachs, koche Alles mit Wasser eine Weile, alsdann nehme davon ein Peint, thue etwas Alaun dazu und schütte dies dem Pferd auf einmal ein; und nach zwey Stunden wiederhole diesen Trank auf gleiche Art, oder wenn diese Kräuter aufgehoben und gedürret sind, so reibe man dieselben zusammen in einem Peint Eßig, thue etwas Alaun hinzu und schütte dies also kalt dem Pferde auf einmal ein, und wird es in zwey Stunden darauf nicht besser so schütte ihm abermals einen solchen Trank ein, oder man nehme ein Säckchen, thue Teufelsdreck, langen Peffer und Knoblauch hinein, und hänge es an das Gebiß, thue ihm den Zaum an, steche ihm auch den Gaumen, und alsdann reite es eine Weile herum; oder löse Teufelsdreck in heißem Wasser auf, thue alsdann etwas kaltes Wasser dazu, und schütte dies dem Pferde ein. Diese Kuren helfen für einige Krankheit dieser Art, wenn nicht zu lange damit gewartet wurde.

Gegen das schlechte Geblüt des Magens. Man reinige zuerst dasselbe, alsdann lasse etwas Blut laufen, hernach nehme man gebrannte Pferdeknochen, mache sie zu Pulver, alsdann mische Schwefel, Salpeter und Schwefelblust von jedem etwas darunter, und davon gieb dem Pferde täglich Morgens und Abends einen Löffelvoll, wann das Geblüt verdorben ist. Ist es aber noch nicht verdorben, so gebe ihm einen Löffelvoll davon in der Woche, um das Blut gut zu erhalten, und so auch gleichfalls so viel von dem Knochenpulver in der Woche.

Ein Anderes, man nehme ein halbes Tschill Terpentin-Geist, thue dies in ein Tschill Eßig und rühre etwas Ruß dazu, alsdann schütte es dem Pferde ein, und den andern Tag wiederhole dieß auf gleich Art. Oder man nehme auch eine Quart Strongbier und benetze dem Pferd das Futter damit, und stecke ihm auch eine von den schon sehr oft beschriebenen Larierkugeln in das Maul; (welche man auch bey gesunden Pferden im Herbste und Frühjahr wie das eben erwähnte Pulver, um das Blut zu reinigen gebrauchen kann.)

Ein Anderes für rotzige Pferde zu gebrauchen, welche auch zugleich den Husten haben, nehme man Camphorgeist ein halbes Tschill, und gieb es einem solchen Pferde das Morgens auf das Futter, und des Abends ein kleiner Eßlöffelvoll Mostart. Sollte die Krankheit aber so arg geworden seyn, daß ihm Blut aus der Nase herauskäme, so halte ein paar Tage damit ein, und dann gieb ihm diese Mittel bis zur Heilung fort. Auch sind diese Mittel für den ewigen Rotz oder Gläunders genannt, gut.

Eine Mittheilung über Krankheiten der Füllen, der Verfahrungs-Arten und Arzeneyen.

1. Sobalde in Füllen zur Welt kommt, so bringt es ein röthliches Gewächs im Maul mit sich, womit es im Mutterleibe die Nahrung an sich zieht. Wann man daher sieht daß das Füllen zur Welt kommt, so ziehe ihm die Nahrung sogleich

aus dem Maul, damit es dieselbe nicht verschlucke, denn wenn es solche verschluckt, so wird es Krank. Der erste Mist ist derjenige, welchen das Füllen vom Mutterleibe gebracht hat, der nächste aber ist der von der Nahrung, welcher kommt von dem engen Darm bey den Hüften und ist ein schwarzer zäher pechartiger Koth, dann ist aber auch das Füllen krank, hängt die Ohren am Kopf hinunter, trägt das Schwänzchen hoch. Dafür nehme nun eine Spritze oder ein Röhrchen und spritze Baumöhl, hinten zu ihm. Manchmal kommt es so weit zurück, daß man es mit den Fingern ergreifen kann, welches auch geschehen muß, oder das Füllen muß zu Grunde gehen.

2. Wenn das Füllen nun aus dem Netze gelöset ist, dann hebe mit der linken Hand den Kopf desselben in die Höhe, damit es den Hals wohl über sich ausstrecken muß; alsdann tunke einen wollenen Lappen in zerlassenen Speck und schmiere ihm den Hals auf beyden Seiten wohl damit, und dann reibe ihn auch mit der rechten Hand auf und ab; zuletzt drücke ihm den Kopf wohl an den Hals, so wird sich das Genick oben biegen, und Kopf und Hals nimmt eine schöne Gestallt an. Alles ist nun gut vorbereitet und die Geburt kann mit noch einiger Nachhülfe gut von statten gehen, wobey man jedoch behutsam umgehen muß, um keinen Schaden zu thun.

3. Wie man ein Füllen bald nach der Geburt behandeln soll. Zuerst reinige es, und alsdann, damit es gute und beständige Hufe bekomme, schneide einen dürren äschenen Holzspahn wie ein Messer, jedoch sey es an der Schneide nicht zu scharf und auch nicht zu dünn, damit schabe dem Füllen die Füße inwendig rund herum, und formire ihm die Sohle und den Strohl auf's Schönste, und so auch auswendig unter dem Saum oder der Krone, schabe das da befindliche Häutchen unter sich rein ab, jedoch schone dabey den Saum, welches sehr subtil ist, damit die Sohle nicht verletzt werde.

4. Wenn nun einem Füllen der Schwanz, die Mähne und der Schopf schäbigt oder sonst schadhaft wäre, so nehme man dagegen weiße Rüben so viel nöthig sind, koche sie in

einem Kessel mit Wasser, zu einer dicklichen Brühe, seihe sie dann durch einen durchschlag, damit kämme und wasche das Füllen täglich.

5. Wenn ein Füllen von der Gelbsucht befallen wird, so nehme man dagegen ganzen Safran fünf Loth, thue diesen in ein feines weißes Tüchlein, binde es dann fest zu, und werfe es in den Eimer woraus die Mutter des Füllens säuft; gieße frisches Brunnenwasser dazu, und laß es wohl darinnen weich werden, alsdann nehme hernach zwey Goldstücke von gleicher Größe, thue sie in dieses Wasser, und wenn man die Stute tränken will, so soll man das Säckchen mit dem Safran rein ausdrücken, und dann wieder ins Waßer werfen, so wie auch die Goldstücke, und die Stute davon saufen laßen. Hätte das Füllen schon ein Alter erreicht, so kann man diese eben erwähnten Artikel in etwas Milch thun, und dem Füllen einschütten.

Ein Anderes Mittel, für die Gelbsucht nehme fünfzehn Menschenläuse, thue sie in ein Stück Brod, und gebe solche dem Füllen zu freßen. Wollte die Drüse nicht in Gang kommen, und der Auswurf wäre gestockt, dann nehme Coriander und gelben Senf mit beyden das Kraut dabey, mache davon mit glühenden Kohlen einen Rauch und lasse diesen gemächlich dem Füllen in das Maul und in die Nase gehen; nachher nehme man gestoßenen gelben Senf, gebranntes Salz von jedem zwey Löffelvoll, und Kandiszucker zwey Loth, und das Weiße von vier Eyern, vermische Alles gut zusammen, und gieße es dem Füllen auf dreymal in den Hals, wodurch der Auswurf wird befördert werden. Wenn das Füllen unter dem Hals einige große harte Beulen bekäme, dann lege das schon sehr oft erwähnte Pflaster aus Tarr, Naßem, spanischen Mücken, Knoblauch und Merrettig bestehend, auf die Beulen.

6. Wenn ein Füllen von Läusen oder anderem Ungeziefer behaftet wäre, weswegen es nicht gedeihen könnte, dann nehme man drey Stücke von drey Hundsrippen, (jedoch daß sie alle von einem Hunde sind,) und binde sie mit einem Bändchen um den Hals, und laße sie herab hängen. —

Hätte aber das Ungeziefer so sehr überhand genommen, daß das Füllen ganz schäbigt werden wollte, sodann gebrauche man folgende Rautensalbe: Man nehme das Weiße von zwey Eyern, Queksilber ein halbes Loth, tödte es in dem Ey und rühre es dabey gehörig zusammen; alsdann nehme man ein Band von einem rothen Tuch, und bestreiche es mit dieser Salbe, binde es dem Füllen kalt um den Hals, so wird das Ungeziefer verschwinden. Nach diesem mache man eine scharfe Lauge, thue Seife hinein, und wasche das Füllen rein ab, und suche es auch rein zu erhalten.

7. Wenn ein Füllen die Darmgicht hätte, dann nehme man ungesalzene Rindfleisch Brühe ein halbes Peint, Baumöhl drey Löffelvoll, und Salz ein Loth, menge alles zusammen, und klystiere es damit.

8. Wenn ein Füllen dabey verstopft wäre, sodann nehme man Sennesblätter drey Quentchen, koche sie in ein wenig Wein und schütte dieses dem Füllen ein; es purgiret sehr gelinde, reiniget dasselbe vollkommen. Ein anderes, man tauche Seife in Baumöhl, und stecke ihm solche hinten in den After.

9. Wenn ein Füllen den Durchlauf hätte, so nehme man Eicheln vier Händevoll, röste und stoße sie klein, vermenge sie mit einer Handvoll Kleyen unter dem Futter zum Freßen.

10. Wenn ein Füllen nicht stallen kann, so nehme man dagegen Rinde von Sassafras Wurzel, Lorbeeren, oder Lorbeerenholz, koche alles in Wasser und schütte demselben ein Peint davon ein; und nachher führe es in einen Stall wo anderes Vieh gemistet hat.

11. Wen ein Füllen von denen in sich habenden Würmern so sehr gebißen wird, daß es sich vor Schmerzen davon herumwälzet, dann schabe ein Rädchen Krähenaugen fein und koche sie in einem Tschill süßen Milch und Melasses, und schütte es demselben ein.

12. Wenn die Spulwürmer ein Füllen so sehr im Magen beißen, daß es mit den Füßen scharret, und sich von einer Seite zu der andern wirft, sodann steche ihm den Gaumen, und lasse ihm das Blut in den Hals laufen; alsdann binde ihm Teufelsdreck und Knoblauch an das Zaumgebis, und lasse es hin laufen wo es will. Zuweilen bringen auch die Füllen Würmer mit zur Welt. Auch wickeln sich zuweilen die Würmer auf Klumpen zusammen, dann ist aber das Füllen wirklich krank, legt sich hin als wollte es die vordern Beine über den Hals legen. Man nehme dagegen einen Theelöffel voll gestossenen Allaun, thue ihn in ein Tschill von seiner Muttermilch, oder auch einen Theelöffel voll gedörrten und gepulverten Rheinfarn. Dieses ist auch gut für ein bis zwey Jahre alte Füllen, welchen man aber einen Eßlöffel voll von diesem in einem Peint Eßig giebt.

13. Wenn ein Füllen von Mutterleibe aus ein Gewächs mit zur Welt brächte, und dasselbige wäre an einem äusserlichen Ort, dann lege man das ofterwähnte Pflaster aus Tarr, Rassem, spanischen Mücken, Knoblauch und Merrettig bestehend, auf das Gewächs, welches dasselbe losziehet. Ist es aber so beschaffen, daß es geschnitten werden muß, so schneide es heraus und streue von dem ebenfalls schon so oft erwähnten alten Schuhsohlen- und Krautstorzen Pulver darauf, damit das Gliedwaßer nicht herauslauft, und die Wunde wieder zuheilet.

14. Wenn ein Füllen Ueberbeine hat, dann nehme man ein Stück Haselnußholz eines Fingers dicke, schabe die äusserste graue Rinde davon ab, mache das Holz ein wenig warm, und reibe (nachdem man den Schaden mit nüchternem Speichel geschmiert hat,) alsdann die Ueberbeine stark mit dem Holz an den Gelenken, daß es daselbst ganz warm wird, und also wechsle damit ab. Auch kann man die Ueberbeine einen Tag mit Regenwasser und den anderen Tag mit Speichel einreiben. Ein anderes, oder man nehme von der Schmiere aus Bocksbeerenwurzel und Fischöhl bestehend, und schmiere die Ueberbeine öffters damit.

15. Es ist bekannt, daß fast jedes Füllen an den untern

Schenkeln unter den Knieen, inwendig eine Warze zu haben pflegt. Dasjenige nun, welches solche Warze nicht hat, da hält man gewiß dafür, daß es den Spath oder Ellenbogen bekommen möchte; besonders wenn die Adern inwendig unter dem Knie auflaufen und dicker werden, als die an der andern Seite. Um diesem Uebel nun vorzubeugen, sollte man ihm die Spathader, welche über den Spath lauft, mit einem heissen Eisen so groß als ein Fünfpensstück brennen. Der Spath ist zu erkennen, wenn ein Füllen aus dem Stall geht, so zieht es den Schenkel etwas in die Höhe, und stellet sich als ob es der Krampf zöge. Wenn man nun dieses bemerkt, so kann man gewiß seyn, daß ihm der Spath oder sonst ein Gewächs auf die Schenkel fallen wird; so wie man nun den Spath oder den Laist, 2c. ansichtig wird, so netzet man denselben sogleich mit Regenwasser, welches demselben die Kraft zum Wachsen benimmt.

16. Die Kur für den Ellenbogen ist folgende: Man nehme ein Laßeisen, drücke ihm damit drey Löchlein nacheinander der Länge nach herab an dem Ort wo der Ellenbogen ist, alsdann nehme man Unschlitt ein viertel Pfund, Grünspan ein Loth, lasse dieses in einer Pfanne auf dem Feuer recht heiß werden, und rühre es durcheinander, alsdann formire an einem Stückchen Holz ein rundes Knöpfchen so groß als eine welsche Nuß. Umwickle das Knöpfchen doppelt mit einem leinen Lappen, tauche alsdann dieses in das heiße Unschlitt und Grünspan ein, und reibe die Löcher so lange der Ellenbogen ist, wohl damit, bis die Haare fast abgehen. Den zweyten Tag darauf wiederhole es nochmals; alsdann gehen hernach die Haare daselbst alle ab. Nachher nehme man ungelöschten Kalch zwey Löffelvoll und das Weisse von zwey Eyern, mische dieses zusammen, dörre solches in einem Ofen und mache es zu Pulver; man nehme Gänseschmalz und Baumöhl, von jedem einen Löffelvoll, mische alles zusammen, und mache etwas erwärmt eine Salbe daraus, streiche dieselbe auf ein Tuch, und binde es noch warm auf den Schaden, und lasse es ungefehr acht Tage lang aufliegen, sodann wird der Ellenbogen verdorrt seyn.

17. Von dem Splint, welcher nichts anderes als ein har-

ter, fester Auswuchs oder verhärteter Knorpel ist, welcher sich auf der äussersten Seitenfläche, bisweilen auch auf beyden Seiten des Schenkels befindet, besonders zunächst unter dem Knie, wo man diesen Schaden sehen, oder wenigstens fühlen kann. Um ein Füllen davon zu kuriren, scheere man an diesem Theil die Haare ab; klopfe den Spathen mit einem Stock, ritze den Auswuchs mit einem Nagel, und lege ein Pflaster auf, so stark es sich nur thun läßt. Daher lege man das schon so häufig beschriebene Pflaster aus Tarr, Rassem, spanischen Mucken, Knoblauch und Merrettig bestehend, auf, und bedecke es mit Werrig. Man laße solches drey Tage darauf liegen, nachher nehme solches herunter, und schmiere diese Stelle mit einer Salbe aus der so oft erwähnten Bocksbeerenwurzel und Fischöhl bestehend, gut ein.

Ein anderes vom Spathen, wie schon etwas davon berührt wurde.—Derselbe kommt auf dieselbe Weise, nicht weit unter der Kniekehle und den Fußhacken-Beinen zum Vorschein. Um dieses Uebel zu beseitigen, schlägt man denselben Weg bey der Behandlung ein, wie bey dem Splint.

18. Wenn ein Füllen die Ränte bekäme, so nehme man gute reine Holzasche, so wie auch die Asche von gebranntem Haberstroh, von jeder Sorte so viel als von der andern, gieße Wasser darauf und mache eine scharfe Lauge daraus, alsdann thue eine Handvoll Klettenwurzel in die Lauge, und wasche das Füllen an einem warmen Ort, rein und wohl damit, und wenn es trocken ist, so wasche es mit Eßig, mit Hinzumischung von Schießpulver, Schwefel und Alaun, fein gemacht, wohl ein.

19. Wenn ein Füllen den auswerfenden oder reitenden Wurm bekäme, dann nehme man das Weiße von Eyern, Baumöhl, und süßen Rahm, von jedem ein Tschill, vermische alles zusammen, und schütte dieses dem Füllen ein, und schmiere auch damit den Wurm oder das Geschwür gut ein. Hat aber der Wurm bedeutende Beulen aufgeworfen, so streue man ungelöschten Kalch darein, so wird der Wurm getödtet und fällt aus.

20. Wenn ein Füllen von Milch, Wasser, oder Winden aufgetrieben wäre, oder es hätte sich verfangen, dann nehme man einen Ziegel- oder Backstein, mache ihn glühend heiß, gieße alsdann ein Peint Milch darauf, und Thue darunter so viel Roggenmehl als man mit fünf Finger faßen kann, und schütte ihm dies warm ein. Auch soll man dabey der Stute allezeit in das Saufen mit einem heißen Ziegelstein abgelöscht, gleichfalls eine gute Handvoll Roggenmehl ein rühren.

21. Wenn ein Füllen sogleich Mangel an den Augen hat, so ist es zwar nicht zum Besten; wenn man sogleich im Anfange die Augengebrechen an ihm wahrnimmt, weil es scheint, daß es erblich und von Natur ist; jedoch ist für ein solches sehr dienlich, und wodurch man diese Augen eine geraume Zeit gut erhalten kann, wenn man dem Füllen den Gaumen sticht, alsdann die Wurzel und Kraut von Baldrian auf die Seite wo das Füllen Mangel hat an den Schlaf bindet, nemlich, da an die Halfter, so auch auf die Mähne und Schopfhaaren; auch solche Wurzel in das Trinkwasser legt, und davon saufen läßt, dabey alle Morgen den Kopf und um die Augen herum mit frischem Brunnenwasser wäscht. Dieses nimmt die Flüße hinweg, und erhält den Kopf mager. Hat ein Füllen unter den Augenliedern fette dicke Mäuse, dann muß man ihm solche wegschneiden laßen welches auch noch dafür gut ist, daß dadurch viel Flüße aus dem Auge weggenommen werden. Dabey ist auch gut, wenn man ihm die Wurzel oder Kraut des Habichtskrauts oder bittern Sallats, (der den wir auch Eßen,) und welches um Barthalomäi, wenn die Sonne in die Jungfrau tritt, gegraben werden muß, an etwas befestigt um den Hals hängt.

22. Wenn ein Füllen überschoßen wäre, und es zu vermuthen sey, daß es würde Mondsichtig werden, dann sind die Zeichen wie folgt, die Augen sehen blutig aus, wann es in oder aus dem Stall gehet, so drehet es die Augen über sich, und springt zurück. Dagegen nehme Brunnenkresse oder Gartenkreße, zerhacke sie aufs Kleinste, thue sie in einen Mörser, zerstoße sie darinnen, daß es wird wie eine Salbe; alsdann mache Baumöhl in einem Gefäß warm, rühre die

Kreße hinein, und schmiere dann dem Füllen die Augengruben zuweilen damit, mit einem Finger wohl ein. Auch soll man ihm jeden Morgen das Auge mit den Fingern durch ein reines Läppchen öffnen, damit das hitzige Wasser herauslaufen kann; auch nüchtern Speichel hinein schmieren.— Darnach nehme fein gepulverten Alaun und das Weiße von etlichen Eyern, vermische dies gut zusammen, und streiche ihm davon etwas in die Augen.

23. Wenn ein Füllen fette, dicke, runzlichte Augen hat, so ist nichts beßeres als daß ihm die fettartige Maße aus den Augen geschnitten, und hernach feines Salz eingestreuet werde.

24. Wenn ein Füllen ein Fell in's Auge bekäme, dann nehme man dagegen das Weiße von etlichen Eyern, verrühre es gut mit gepulverten Alaun, und streiche davon, mittelst einem Federchen zuweilen auf den Flecken.

25. Wenn ein Füllen fließende Augen hat, ist nichts besser als fein gesiebten Zucker eingestreut.

26. Wenn sich ein Füllen in ein Auge gestoßen, oder hinein geschlagen worden wäre, dann nehme man die Saft von Schöllkraut, streiche ihm des Tags dreymal mit einem Federchen in's Auge. Wenn ein Füllen oder altes Pferd einen Fluß in den Kopf bekäme, dann lege das schon so oft beschriebene Pflaster aus Tarr, Raßem, spanischen Mücken Knoblauch und Merrettig bestehend, auf die zwey Backen, und auf die Brust, und man lege Werg darauf welches einigen Fluß hinwegzieht.

27. Gegen einen giftigen Thierbiß, es mag ein wüthender Hund, oder einer Schlange rc. seyn, da binde so geschwind als es geschehen kann eine gedörrte Kröte darauf, oder spalte eine rothe Zwiebel in der Mitte durch, nehme die Hälfte davon, streue ein wenig feines Salz darauf, und binde sie auf die Wunde. Wenn dieses sogleich geschieht, so wird oftmals dadurch geholfen. Ferner, klopfe man Säuohrenblätter, und lege dieselben auf die Wunde, und von der

ausgepreßten Brühe gebe man ihm öffters einen Löffelvoll auf dem Futter zu freßen; oder man schütte demselben auch dann und wann einen Löffelvoll davon ein.

Ein anderes, man nehme Baumöhl, süßen Rahm und das Weiße von Eyern, von jedem Ein Tschill, mische dieses alles zusammen, und schütte demselben solches auf einmal ein, und bestreiche die Wunde auch öffters mit demselben Mittel.

Ein anderes, man nehme rothes Hühnerdarm-Kraut, (welches im Juny, als es in voller Blüthe stand, gesammlet und im Schatten getrocknet ward,) stosse solches zu Pulver, und gieb ihm einen Löffelvoll, und wiederhole diese Gabe in etlichen Stunden wieder.

28. Wenn sich Wolfszähne bey einem Füllen vorfinden, so gebe man wohl acht ob dieselben verwachsen sind. Man löset nun das Zahnfleisch mit einem Laßeisen inwendig und auswendig von dem Wolfszahn ab, und schlägt den Zahn mit einem Hammer oder dergleichen, nach auswärts ab, so daß man denselben mit den Fingern faßen kann, und ihn herausziehe. Nachher streue man Salz in die dadurch verursachte Grube.

29. Wenn der Krampf ein Füllen in irgend einem seiner Schenkel befällt, so trachtet man alsbald, daß es auf den krampfigten Schenkel tritt, welches oftmals geschieht, wenn man dasselbe auf die Erde niederwirft, daß es von selbst aufstehen muß; und nachher nehme man frisches Weißeichen Laub oder die Rinde, Schölkraut und Flöhkraut, alles in Eßig gekocht, und zuweilen den krampfigten Schenkel damit gehörig gewaschen und gerieben. Ist ein Füllen schon ein oder mehrere Jahre alt, so heißt man dieses Uebel den Schnerrfuß. Ferner, binde man auch auf die unterste Seite der Schwanz-Grube einen neuen Fingerhuth, oder von einem schwarzen Huhn, (oder Hinkel,) den äußersten Knochen vom Flügel.

30. Wenn zuweilen ein Jahrgang eintritt, daß sehr viele

Füllen zu Grunde gehen, so gebe man ihnen täglich Abbiß-Wurzel unter dem Futter ein.

31. Wenn ein Füllen schwindet, so nehme man eine lebendige Maus, eine Nadel und Faden, steche derselben die Nadel durch beyde Augen, so daß der Faden durch den ganzen Kopf gezogen wird; hernach binde man sie um das Glied, wo es schwindet, so wird alsbald geholfen seyn.

Ein Anderes, man haue einer Kröte ein Bein ab, dann hänge es an die Seite wo das Glied schwindet, welches auch gut für ein altes Pferd ist.

32. Wenn ein Füllen straubhufig würde, dann nehme man Baumöhl, gepulverten Grünspan, Kupferwasser und Bleyweiß, von jedem ein wenig, thue Alles in ein Gefäß, und laße es während dem wohl Umrühren ein wenig aufwallen, sodann reibe man von diesem Sälbchen warm auf die Strupfen ein.

33. Wenn das Füllen keucht, welches sich oft zuträgt, daß die Füllen nach dem Genuß der Muttermilch keuchend werden, ihre Kräfte oft allein nicht mehr hinreichen dieser Krankheit zu wiederstehen, und müßen sogar darüber zu Grunde gehen. Sie keuchen als wenn sie den Stemper bekommen würden. Es wächst ihnen dann ein Häutchen über dem Magen und zuweilen am Anfang der Luftröhre aus. Nimmt dies Uebel noch mehr zu, so bekommt das Füllen nach einer kurzen Zeit den Durchlauf, und dann muß es zu Grunde gehen. Das beste dafür ist, man nimmt das Häutchen worinnen ein Füllen zur Welt gebracht wurde, dürret und pulverisirt dasselbige, und giebt davon dem Füllen in Milch so viel ein, als man mit einem breiten runden Messer aufheben kann, wodurch das Häutchen über dem Magen hinweggenommen wird. Auch ist dieses Mittel bewährt, wann ein Füllen krank ist, und man weiß nicht was ihm fehlt, so mag man es gebrauchen, wenn die Füllen unter sechs Monate und darüber alt sind.

34. Wenn ein Füllen anfängt Bockbeinigt zu werden, so

muß man bey Zeiten vorbeugen, und daher ist folgende Salbe vortreflich, nemlich: Man nehme frischen Butter, Schweineschmalz und Baumöhl von jedem gleichviel, laße Alles in einer Pfanne zergehen, und schmiere jeden Tag das Geäder damit, so wird es wieder gerade. Auch ist diese Salbe gut zum Einschmieren der Glieder für ein Füllen das sehr schwach auf die Welt kommt, und daher fast gar nicht laufen kann.

35. Daß kein Füllen einen Mangel bekommen, (es sey Stute oder Hengst) so steche es mit einer Fuchsklaue, wo sonst sich die Floßgallen befinden, und über das Kreuz ins Horn an allen vier Füßen, so bekommt es seiner Tage keinen Mangel.

36. Vom Stolpern der Füllen, rc. Das Stolpern der Füllen und jungen Pferde, kommt meistens von einer Schwachheit der Nerven her, und diese kann man stärken, durch das zeitweise Waschen der Beine mit starkem Spiritus. Sonst aber giebts es auch Füllen, welche von Natur sehr schwach sind, und insonderheit auf den vordern Füßen; dieses ist ein Erbmangel und daher nicht leicht zu verbessern, dann es ist, da das Füllen im Mutterleibe, durch einen harten Sprung oder schnellen harten Anzug der Muter und dergleichen beunruhiget worden; so daß es sich im Mutterleibe verwundet und anders darinnen zu liegen kommt, als es sollte nach der Natur, und dadurch die Nerven welche vom Hals durch den Rücken zu den Schenkeln reichen, dermaßen verzerrt und verdreht, so daß sie allzulang werden, und sich nicht mehr anziehen, wenn das Füllen den Fuß erhebt, und den Huf auf den Boden setzet, wieder seinen Willen, weil es seine Feßeln und Hufe nicht mehr mächtig ist, sondern über Wurzeln, Holz, Steine und dergleichen stolpert. Für dergleichen Füllen ist nichts besser als das Waschen der Fessel und Schenkeln mit Brantewein, dabey auch von demselben in die Spalten und Fersen geschüttet.

37. Wenn ein Pferd Rehsspringen soll, dann gebe demselben Alantwurzel unter das Futter, welche es wunderbar

stärkt; oder binde ihm einen Wolfs-Zahn in das Mundstück, welches es auch dauerhaft machet; oder reibe dem Pferde die Beine mit einer Abkochung aus Weißeichenlaub oder Rinde mit Alaun vermischt, täglich.

38. Wenn ein Hengst zu viel Geilheit hat, dann gieb ihm dann und wann ein paar Messerspitzenvoll Bleyasche unter das Futter, so wie auch abwechselnd Camphor, welches ihm die Geilheit benimmt.

39. Daß zwey Hengste in einer Fuhre sich miteinander gut vertragen, gebe den Schaum vom Maul ein, oder Urin im Wasser von einem Hengste dem andern zu saufen, und so auch eines des andern Staub unter das Futter; spritze auch beyden die Nasenlöcher mit Brantewein, so riecht einer wie der andere, dann kann man sie neben einander stellen.

40. Wenn sich ein Pferd nicht will beschlagen laßen, so nehme man eine Schmidtschlacke oder Cynder etwas eckigt, oder ein eckigtes Wackensteinchen, thue es dem Pferd in das Ohr, und drücke ihm dasselbe fest zu mit der Hand, welches einiges Pferd stille stehen macht. Ein Anderes, man nehme einen Federkiehl, fülle ihn mit Quecksilber, vermache den Kiehl mit Wachs zu, binde einen Faden daran, und hänge solchen dem Pferd in das Ohr, siehe aber zu daß nichts herauskomme. Auch manche Pferde laßen sich besser beschlagen wenn man einen leichten Burschen auf sie sitzen läßt.

41. Wenn ein Pferd durch Gewohnheit an etwas kauet, wo es nicht soll, als: an einem Zaum, Leder oder Holz, rc. Dann reibe da wo es kaute mit Seife, dann wird es nicht mehr daran beißen oder kauen.

42. Um einen weißen Stern oder Fuß schwarz zu färben, mache scharfe Lauge von Weidenasche, thue ungelöschten Kalch, Silberglätt, und englisches Bleyweiß von jedem gleichviel klein gestoßen, in die Lauge, rühre Alles zu einer Salbe, und streiche davon auf den Stern oder Fuß, und sobald sie trocken geworden, so wasche es mit Wasser ab; oder man nehme einen getödeten Maulwurf, koche ihn in gesalze-

ner Butter, und beschmiere damit die Haut rc. so wachsen schwarze Haare.

43. Wenn man einem Pferd einen Bahl, Stern oder weißen Fuß machen will, dafür nehme Leim, thue gepulverten Kalch unter denselben, schneide ein Stück neues Leder in der Form und Grösse wie man den Bahl oder Stern oder was man machen will; beschmiere das Leder mit Leim und Kalch vermischt, und leime es auf die Stelle, wo man weiß zu haben wünscht. Laß dieses liegen bis es von selbst abgeht, alsdann wird es weiß seyn.

44. Um ein Füllen oder altes Pferd gespiegelt oder geapfelt zu machen, giebt man ihm Sonnenwirbelwurzel klein zerschnitten im Futter zu fressen, welches anhält bis es sich wieder abhäret.

Das 56. Kapitel.

Von einer neuen und unbekannten Krankheit.

Auch giebt es noch eine neue eigene Krankheit der Pferde, die auf verschiedene Art zuweilen anfängt, aber doch immer ein und dieselbe ist. Dann einige Pferde bekommen verschwollene Köpfe, wehe Augen und kommen von Sinnen.— Kur dieser Krankheit: Man lege ihm von dem schon so oft beschriebenem Zugpflaster aus Tarr, Naßem, spanischen Mücken, Knoblauch und Merrettig bestehend, auf die Backen; dann thue in ein zusammengenähtes Säckchen, Knoblauch, langen Pfeffer und Teufelsdreck, binde es dem Pferd an das Gebiß, und laße es daran kauen. Zuweilen entstehen auch noch dabey Geschwülste an dem Halse, diese schmiere mit Tarr und Halb=Fischöhl zusammengemischt, gut ein, und beräuchere sie hernach gut, wodurch entweder diese Geschwülste zertheilt oder aufgezogen werden. Dabey haben auch noch manche Pferde stets die Nase voll Rotz, und werden auch noch zuweilen so schwach dazu, daß sie nicht auf den Füßen stehen können. Dafür nehme man dürren Rheinfarn und

Alaun gepulvert, thue Alles in ein Peint Eßig und schütte es dem Pferd ein; gebe ihm auch zwey Tage hintereinander jedesmal einen Löffelvoll Salpeter in dem Futter, und auch denselben Tag einen Löffelvoll Schwefelblust im Futter.— Dabey muß man aber nur nicht zur Ader laßen indem sonst ein solches Pferd zu Grunde gehet.

☞ Dieses Geschäft habe Ich nun 25 Jahre getrieben, und die sich hierinnen vorfindenden Mittel selbst gebraucht und gut befunden.

Isaac Leib.

Besondere Bemerkungen wegen dem Aderlaßen.

☞ Beym Aderlaßen der Pferde, muß man sich mit der Aderlaßtafel im Calender, nebst den zwölf himmlischen Zeichen und ihren Wirkungen auf die Glieder bekannt machen. Folgende Tage sind beym Aderlaßen höchst unglücklich, nemlich: **Mariä Verkündigung, Simon, Judä und Andreas.** Auf den ersten April ist Judas der Teufel aus dem Himmel gestoßen worden; und auf den ersten December ist Sodom und Gomorra versunken. Ist aber die Noth groß, so siehet man auf gar keine Zeichen.